三大疾病
ライフプランニング
ハンドブック

Three Major Diseases
Life Planning Handbook

黒田尚子
川勝弘之
鬼頭哲也
［編著］

医学博士
佐々木光信
［監修］

一般社団法人 金融財政事情研究会

はじめに

　「がん」「急性心筋梗塞」「脳卒中」。これら三大疾病は重篤な病気として、日本人の死因の大きな割合を占めてきました。

　しかし、医療技術等の進歩によって、三大疾病に罹患しても、死なない可能性が高くなっています。ただ、一命を取り留めても、今度は、再発や重症化の問題が一生つきまといます。

　また、治療が長引くことで、医療費などの支出増、治療や副作用で働けなくなった場合の収入減、仕事と治療の両立の問題など、「社会経済的な問題」は年々深刻です。

　本書は、「三大疾病のことをもっと知ってほしい！」「三大疾病に罹患した患者やそのご家族のお金や生活に関する悩みを解決したい!!」という想いから、三大疾病の経験者である三人が共著というかたちで作成しました。

　まず「がん」および序章、第4章、第5章、第7章は、乳がん経験者でもあるファイナンシャルプランナーの黒田が、「脳卒中」は、公益社団法人日本脳卒中協会の理事を務める川勝弘之さんが、「心疾患」は、急性心筋梗塞を発症し、自らの経験を社内外に伝えておられる鬼頭哲也さんが、執筆を担当しています。

　川勝さんと鬼頭さんは、保険会社の社員でもあります。お二人とは、2019年2月にセミナーで知り合い、すぐに意気投合。全員の苗字がKで始まるので、「チームK」と称しています。

　その後、きんざいの西田侑加さんから、がんとお金の書籍の企画を提案された際に、「そうだ！　がんだけではなく三大疾病をまとめた1冊があったら！」と思い立ち、お二人にお声がけした次第です。

　1冊の本を書くということは、とてつもないエネルギーが必要です。共著とはいえ、多忙な業務の合間を縫っての執筆は、さぞ大変だったことでしょう。

お二人とも、黒田の気まぐれにお付き合いいただいて本当にありがとうございました。ただ、すべて経験者が執筆しただけあって、ほかにはない、リアルな情報が詰まった1冊になったと自負しています。いまは、一人でも多くの方に手にとっていただき、役に立つと感じていただければ幸いです。

2020年3月吉日

ファイナンシャルプランナー　チームK

黒田　尚子

執筆者・監修者紹介

【執筆者】

黒田　尚子（くろだ　なおこ）

1998年FPとして独立。CFP®、1級FP技能士、乳がん体験者コーディネーター、消費生活専門相談員資格。2009年末に乳がんの告知を受け、自らの体験から、がんなど病気に対する経済的備えの重要性を訴える活動を行うほか、老後・介護・消費者問題にも注力。聖路加国際病院のがん経験者向けプロジェクト「おさいふリング」のファシリテーターを務める。NPO法人がんと暮らしを考える会のお金と仕事の相談事業の相談員、NPO法人キャンサーネットジャパンのアドバイザリーボード（外部評価委員会）メンバー。

川勝　弘之（かわかつ　ひろゆき）

1956年京都市上京区生まれ。1978年滋賀大学経済学部卒、同年損害保険会社入社。2004年9月神奈川支社長時に脳梗塞になり2カ月の入院、リハビリ後に社会復帰。翌年に社内で脳卒中予防セミナーを開始し、多数の共感を得る。2010年に公益社団法人日本脳卒中協会と会社が共同事業として脳卒中予防啓発活動を始め、講師を担当、全都道府県で脳卒中セミナー（公開講座）を開催。これらの経験から現在は日本脳卒中協会理事、厚生労働省循環器病対策推進協議会委員（2020年1月17日）を歴任。

鬼頭　哲也（きとう　てつや）

1966年兵庫県西宮市甲子園生まれ（阪神ファン）。1988年慶應義塾大学商学部卒、同年損害保険会社入社。2017年5月に急性心筋梗塞を発症し2週間の入院、1カ月間の自宅療養後に職場復帰。翌年に同じ部署に勤務する川勝さんの誘いもあり、社内で急性心筋梗塞の経験談をセミナー形式で伝え始める。1998年に社会保険労務士試験に合格。その後、2年以上の実務経験や事務指定講習を受講する機会はなかったが、2020年に事務指定講習を受講し、社労士として登録予定（2020年冬）。

【監修者】

医学博士　佐々木　光信（ささき　みつのぶ）

1978年慶應義塾大学医学部卒。膀胱がんの研究で学位取得。医療機関勤務、国内生保医務担当部長等を経て、2001年アメリカンファミリー生命保険で医務部部長。2014年保険医学総合研究所設立。所長として現在に至る。

CONTENTS

序　　章

三大疾病を取り巻く
環境

「がん（悪性新生物）」「脳卒中」「心疾患（急性心筋梗塞）」―この3つの病気は、いわゆる「三大疾病」と呼ばれています。「特定疾病」と称する場合もありますが、どちらにしても、私たちFPにとって、よく耳にする、なじみ深い名称ではないでしょうか？

三大疾病は、長年、**日本人の死因の上位を独占していた病気**です。通常の病気に比べて**死亡率が高く、治療期間が長期**にわたったり、**治療費が高額**になったりするケースも少なくありません。

しかし、「三大疾病とはどのような病気なのか？」「どのような治療がどれくらい続くのか？」「罹患後、生活や家計にどのような影響があるのか？」など、正しい知識をもっている方は多くありません。

そこで、FPとして知っておきたい、三大疾病を取り巻く社会的な環境や状況について整理しておきたいと思います。

日本人の死因の上位を占める「三大疾病」の現状は？

厚生労働省のデータ[1]によると、2018年の日本人の死亡者数は136万2,482人と、前年より約2万2,000人増加しています。

死亡者数は、高齢者の増加に伴い、おおむね増加傾向です。死亡者は、2003年に100万人を超え、2015年から130万人台で推移しています。

死因別にみると、**第1位悪性新生物＜腫瘍＞**（37万3,547人）、**第2位心疾患（高血圧を除く）**（20万820人）、**第3位老衰**（10万9,606人）、**第4位脳血管疾患**（10万8,165人）の順となっています。

主な死因の年次推移において、まず、悪性新生物＜腫瘍＞―いわゆる「がん」―は、1981年以降、死因順位第1位を維持し続けており、しかも右肩上がりになっています。2018年の全死亡者に占める割合は27.4％と高く、およそ**3.6人に1人**は、悪性新生物＜腫瘍＞で亡くなっている計算です。

1　厚生労働省「2018年人口動態統計月報年計（概数）の概況」

　第2位の心疾患（高血圧を除く）も、がんほどではありませんが、死亡数・死亡率ともに増加しており、2018年の全死亡者に占める割合は15.3%です。

　老衰は、減少傾向にあったものの、2001年以降、死亡数・死亡率ともに再び増え続け、脳血管疾患にかわって第3位となっています。

■図表1　主な死因別にみた死亡率（人口10万対）の年次推移

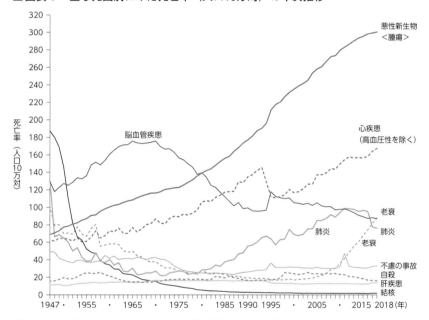

（注1）　1994年までの「心疾患（高血圧性を除く）」は、「心疾患」である。

（注2）　1994・95年の「心疾患（高血圧性を除く）」の低下は、死亡診断書（死体検案書）（1995年1月施行）において「死亡の原因欄には、疾患の終末期の状態としての心不全、呼吸不全等は書かないでください」という注意書きの施行前からの周知の影響によるものと考えられる。

（注3）　1995年の「脳血管疾患」の上昇の主な要因は、ICD-10（2003年版）（1995年1月適用）による原死因選択ルールの明確化によるものと考えられる。

（注4）　2017年の「肺炎」の低下の主な要因は、ICD-10（2013年版）（2017年1月適用）による原死因選択ルールの明確化によるものと考えられる。

（出所）　厚生労働省　「人口動態統計月報年計（概数）の概況」（2018年）

ちなみに老衰とは、加齢によって、身体機能が低下して死を迎えることです。厚生労働省の死亡診断書記入マニュアルによると、死因としての老衰は、高齢者でほかに記載すべき死亡の原因がない状態。いわゆる自然死の場合のみ用いる、とあります。

　老衰が増えてきた背景には、**高齢社会の進展**のほか、病院死が減り、**自宅や介護施設での看取りが増えたこと、延命治療を望まない患者や家族が増えたこと**などが要因と考えられるでしょう。

　そして、脳血管疾患は、1970年をピークに減少傾向が続き、1985年には心疾患（高血圧を除く）にかわって第3位になりました。

　その後、2011年に肺炎が脳血管疾患を上回り、第3位になったものの、日本呼吸器学会が行った「『ストップ肺炎』キャンペーン」の成果などもあり、現在、肺炎は第5位、脳血管疾患は第4位となっています。

　ただし、がん、脳卒中、心疾患の療養中に肺炎で亡くなる方も多いとされていますので、上位の病気の相関関係は注目しておくべきでしょう。

「がん」を取り巻く環境は？

　三大疾病のうち、最も、そして他の疾病に先んじて対策や環境が整備されているのは、死因の第1位である悪性新生物＜腫瘍＞（以下、「がん」）です。図表2は、日本におけるがん対策のあゆみです。

　がん対策の目的は、**「がんにかかる方や亡くなる方を減らすこと」**です。そして、これら対策のなかでも、FPとして押さえておきたいのは、2006年6月に成立した「がん対策基本法」（2007年7月施行）と、それに基づいて策定される「がん対策推進基本計画」です。

　基本法は、全国どこでも同じレベルの医療が受けられる環境整備や、政府が総合的ながん対策として基本計画を策定することなどを目的に制定されました。

　そして基本計画は、各都道府県のがん対策の施策の基本となるべきもの

■図表 2　日本におけるがん対策のあゆみ

昭和38年（1963）		厚生省がん研究助成金制度の発足
昭和56年（1981）		悪性新生物が死亡原因の第 1 位となる
昭和59年（1984）		対がん10か年総合戦略の策定（〜平成 5 年度）
平成 6 年（1994）		がん克服新10か年戦略の策定（〜平成15年度）
平成16年（2004）		第 3 次対がん10か年総合戦略の策定（〜平成25年度）
平成17年（2005）	5 月	がん対策推進本部の設置（厚生労働省）
平成17年（2005）	8 月	がん対策推進アクションプラン2005の公表
平成18年（2006）	6 月	がん対策基本法の成立
平成19年（2007）	4 月	がん対策基本法の施行
平成19年（2007）	6 月	がん対策推進基本計画の策定（閣議決定）
平成21年（2009）	7 月	がん検診50%推進本部の設置（厚生労働省）
平成24年（2012）	6 月	がん対策推進基本計画の見直し（閣議決定）
平成25年（2013）	12月	がん登録等の推進に関する法律の成立
平成26年（2014）	3 月	がん研究10か年戦略の策定（〜平成35年度）
平成27年（2015）	6 月	がんサミットの開催
平成27年（2015）	12月	がん対策加速化プランの策定
平成28年（2016）	1 月	がん登録等の推進に関する法律の施行
平成28年（2016）	12月	がん対策基本法の一部を改正する法律の改正・施行
平成28年（2016）	12月	がんゲノム医療フォーラム2016の開催
平成30年（2018）	3 月	がん対策推進基本計画の見直し（閣議決定）

（出所）　公益財団法人 がん研究振興財団「がんの統計 '18」

で、少なくとも 5 年ごと（2016年12月の基本法改正によって 6 年ごと）に見直しが行われます。

　まず、第 1 期基本計画（2007年度〜2011年度）では、「がんによる死亡率の減少（今後10年で20％減少）」と「すべてのがん患者とその家族の苦痛の軽減と療養生活の質の維持向上」が全体目標として掲げられました[2]。

　続く、第 2 期基本計画（2011年度〜2016年度）では、新たに「がんになっても安心して暮らせる社会の構築」が加えられ、重点課題として「働く

2　厚生労働省「がん対策推進基本計画」（平成19年 6 月）
　　https://www.mhlw.go.jp/file/06-Seisakujouhou-10900000-Kenkoukyoku/gan_keikaku03.pdf

世代や小児へのがん対策の充実」が明記されたのです[3]。

　第2期において、**就労など社会経済的な問題**が取りあげられた点は、FPとして特筆すべきポイントです。その意義は大きく、2013年度から厚生労働省の「がん患者の就労に関する総合支援事業」の一環として、全国のがん診療連携拠点病院のがん相談支援センターに社会保険労務士や産業カウンセラー、キャリアコンサルタントなど、院外の就労の専門家による相談窓口が設けられる試みも始まっています。

　そして、第3期基本計画（2017年10月、2018年3月に閣議決定。2018年度～2022年度）が現在稼働中です。

　第3期は、「がん予防」「がん医療の充実」「がんとの共生」を3つの柱として、これを支える研究・人材育成・教育などの基盤整備を行い、全国民ががんを知り、がんの克服を目指すとしています[4]。

　「がん患者の就労を含めた社会的な問題（サバイバーシップ支援）」については、第2期を引き継ぐかたちで、健康経営を実践する企業を表彰する健康経営銘柄の選定や仕事と治療の両立支援コーディネーターの養成など、労働側への支援などが多く明記されている点が特徴です。

　現在、2023年度からスタートする第4期基本計画の策定に向け、中間年となる2020年度に「中間評価」が行われることになっています。

3　厚生労働省「がん対策推進基本計画」（平成24年6月）
　　https://www.mhlw.go.jp/file/06-Seisakujouhou-10900000-Kenkoukyoku/gan_keikaku02.pdf
4　厚生労働省「がん対策推進基本計画」（平成30年3月）
　　https://www.mhlw.go.jp/file/06-Seisakujouhou-10900000-Kenkoukyoku/0000196975.pdf

2019年12月に「脳卒中・循環器病対策基本法」が施行

　がんと比較すると、他の二大疾病—脳卒中、心疾患（急性心筋梗塞）は、“周回遅れ”ともいえるほどに、対策が講じられてきませんでした。

　しかし、二大疾病にかかわる医療者や患者団体等が何も行動を行ってなかったわけではありません。

　対策の柱でもある、がん対策基本法のような法制化への取組みは、2009年に脳卒中関連団体が「脳卒中対策基本法」を提唱したことに始まり、積極的に署名運動なども行われてきたのです。

　しかし、これだけ患者数が多いにもかかわらず、なかなか法制化が進みませんでした。その理由としてあげられたのが、「疾病ごとに個別法をつくったらキリがない」という国会議員などの意見です。

　そこで、脳卒中だけでなく、心臓病など循環器病関連の患者会や日本脳卒中協会、日本循環器学会などが集まり、「脳卒中・循環器病対策基本法の成立を求める会」が発足されました。

　原因や予防策に共通点の多い脳卒中と循環器病を包括的に扱う基本法の法制化へと転換を図り、基本法の必要性を訴え続けたわけです。

　つまり、それぞれの疾病ごとに法律をつくるのがむずかしいのであれば、脳卒中と心疾患（急性心筋梗塞）の関係者が力をあわせて、１つの新基本法を成立させようということになったのです。

　そうしてようやく、2018年12月10日の衆議院本会議において、「**脳卒中・循環器病対策基本法**」（正式名称「健康寿命の延伸等を図るための脳卒中、心臓病その他の循環器病に係る対策に関する基本法案」）が全会一致で可決、成立しました。基本法の施行は2019年12月１日です。

大きく前進する「脳卒中・循環器病」への対策

　脳卒中・循環器病対策基本法の成立を受けて、国は「循環器病対策推進基本計画」を策定し、少なくとも6年ごとに内容を見直すことが義務づけられます。また、各都道府県は「都道府県循環器病対策推進計画」の策定に努めなければなりません。

　法律が制定される効果は、国民に対する啓発活動によって、病気予防に役立つ。新しい治療法の開発が進む。患者登録によって疾病対策を改善できる。増加する社会保障費の節減や要介護者の減少など、さまざまなものが考えられます。

　治療までに時間的な余裕のある場合が多いがんに比べて、**脳卒中や心筋梗塞の治療は時間との勝負**です。患者側に病気の知識があれば、症状・異変が出た場合の緊急搬送時の対応や予後にも大きく影響を及ぼすでしょう。

　そのため、基本計画では、患者がどこに住んでいても、迅速かつ適切な医療を受けられる体制の整備を柱とする予定です。

　すでに、基本的な施策の1つである情報の収集・提供体制の整備を実現すべく、2019年1月から、「非感染性疾患対策に資する循環器病の診療情報の活用の在り方に関する検討会」が開催され、医療機関から診療情報を収集し、集約・管理・提供する機能を担う「循環器病情報センター（仮称）」の設置が計画されています（国立循環器病研究センターを予定）[5]。

　いずれにせよ、法制化は、その対策に予算がつくことを意味します。がんだけでなく、今後は、脳卒中・循環器病に対する対策が確実に進むことが期待されています。

5　厚生労働省「非感染性疾患対策に資する循環器病の診療情報の活用の在り方について」
　　https://www.neurology-jp.org/news/pdf/news_20190710_01_03.pdf

医療の進歩によって、患者とその家族には新たな課題が

　日本人の死因の過半数を三大疾病で占めているとはいえ、医療が進歩したことで、生存率は向上し**長期生存が可能**になっています。

　一方で、**治療費の高額化や長期化、治療と仕事の両立**など、さまざまな新たな課題も出てきました。

　そのため、患者の悩みも、「**身体的な問題**」（病気、治療、痛みなど）や「**精神的な問題**」（不安、うつ状態、怒り、孤独感など）だけでなく、よりよく生きるための「**社会経済的な問題**」（家計、就労、就職、結婚、出産など）へとシフトし、深刻化してきています。

　さらに、三大疾病で亡くなる可能性が低くなった反面、患者は、他の疾病等のリスクが高まる、別の意味の"長生きリスク"を抱えることになりました。

　たとえば、脳卒中、心疾患（急性心筋梗塞）は、いったん発症すると重症化や再発しやすく、要介護状態の主な原因にもなっています。また、抗がん剤や放射線治療などを受けたがん患者は、その後、循環器疾患を併発するリスクが高いということなども明らかになってきました。

　FPとして、三大疾病に対して不安を感じている方、三大疾病への経済的備えを必要としている方、すでに三大疾病に罹患し、社会経済的な問題を抱えている方からのご相談を受ける機会もあるはずです。

　そうしたご相談者へ、よりよいアドバイスや提案を行うためにも、三大疾病が置かれている現状と今後の動き等については、ぜひ知っておいていただきたいと思います。

■2017年　三大疾病患者数ランキング　男性

※区分　1：がん　2：循環器病　3：脳卒中

順位	区分	病名	千人
1	3	脳梗塞	396
2	2	狭心症	299
3	2	不整脈及び伝導障害	298
4	1	前立腺の悪性新生物〈腫瘍〉	197
5	2	心不全	148
6	1	胃の悪性新生物〈腫瘍〉	135
7	1	その他の新生物〈腫瘍〉	117
8	1	結腸の悪性新生物〈腫瘍〉	106
9	1	気管、気管支及び肺の悪性新生物〈腫瘍〉	102
10	2	陳旧性心筋梗塞	88
11	3	脳内出血	81
12	1	直腸S状結腸移行部及び直腸の悪性新生物〈腫瘍〉	58
13	1	膀胱の悪性新生物〈腫瘍〉	57
14	1	肝及び肝内胆管の悪性新生物〈腫瘍〉	38
15	1	食道の悪性新生物〈腫瘍〉	34
16	2	急性心筋梗塞	33
17	2	慢性非リウマチ性心内膜疾患	33
18	1	非ホジキンリンパ腫	33
19	1	口唇、口腔及び咽頭の悪性新生物〈腫瘍〉	30
20	1	膵の悪性新生物〈腫瘍〉	29
21	2	心筋症	25
22	1	その他の悪性新生物〈腫瘍〉	25
23	2	その他の虚血性心疾患	24
24	1	腎及び腎盂の悪性新生物〈腫瘍〉	22
25	1	白血病	19
26	1	胆のう及びその他の胆道の悪性新生物〈腫瘍〉	16
27	1	その他のリンパ組織、造血組織及び関連組織の悪性新生物〈腫瘍〉	15
28	3	くも膜下出血	14
29	2	高血圧性心疾患	13
30	1	中枢神経系のその他の新生物〈腫瘍〉	13
31	1	喉頭の悪性新生物〈腫瘍〉	10

（出所）　厚生労働省「平成29年患者調査」より筆者作成

■2017年　三大疾病患者数ランキング　女性

※区分　1：がん　2：循環器病　3：脳卒中

順位	区分	病名	千人
1	3	脳梗塞	390
2	2	不整脈及び伝導障害	244
3	1	乳房の悪性新生物〈腫瘍〉	229
4	2	狭心症	214
5	2	心不全	189
6	1	その他の新生物〈腫瘍〉	179
7	1	子宮平滑筋腫	116
8	1	結腸の悪性新生物〈腫瘍〉	90
9	1	気管、気管支及び肺の悪性新生物〈腫瘍〉	67
10	3	脳内出血	64
11	1	胃の悪性新生物〈腫瘍〉	61
12	2	慢性非リウマチ性心内膜疾患	41
13	1	非ホジキンリンパ腫	35
14	1	直腸S状結腸移行部及び直腸の悪性新生物〈腫瘍〉	34
15	1	卵巣の良性新生物〈腫瘍〉	32
16	1	子宮体（部）の悪性新生物〈腫瘍〉	30
17	1	甲状腺の悪性新生物〈腫瘍〉	29
18	3	くも膜下出血	28
19	1	子宮頚（部）の悪性新生物〈腫瘍〉	26
20	1	中枢神経系のその他の新生物〈腫瘍〉	26
21	1	卵巣の悪性新生物〈腫瘍〉	25
22	2	陳旧性心筋梗塞	25
23	1	膵の悪性新生物〈腫瘍〉	23
24	1	その他の悪性新生物〈腫瘍〉	22
25	1	肝及び肝内胆管の悪性新生物〈腫瘍〉	19
26	1	膀胱の悪性新生物〈腫瘍〉	19
27	1	皮膚の良性新生物〈腫瘍〉	19
28	2	その他の虚血性心疾患	18
29	2	心筋症	18
30	1	その他のリンパ組織、造血組織及び関連組織の悪性新生物〈腫瘍〉	17
31	2	急性心筋梗塞	15

（出所）　厚生労働省「平成29年患者調査」より筆者作成

COLUMN

「三大疾病」の共通する点と異なる点は？

　本書の執筆にあたり、共著三人の病気経験者が、それぞれ自分の病気や経験について話し合う機会が何度かありました。そんななか、各疾病で、共通している点や異なる点があることを発見。なかなか興味深かったので、まとめてみました。

　なお、罹患者としての経験もふまえた意見ですので、三大疾病すべてに該当するわけではないかもしれません。その点はご了承ください。

＜共通点＞
・治療にあたって「情報」が大切である
・日本人の死亡原因の多くを占める疾病だが、生存率は改善（特に、脳血管疾患）
・再発あるいは重症化する可能性がある
・治療（通院）期間が長期化しやすい（がんよりも、心疾患、脳血管疾患は一生定期的な通院や治療が必要）
・原因として、「生活習慣」が多くを占める（三大疾病ともに遺伝性の疾病も知られているが、多くは生活習慣が影響する）
・「生活習慣」の改善が予防に有効（特に、心疾患、脳血管疾患）
・早期発見、適切な治療が、予後や生活、職場復帰に大きく影響する

＜異なる点＞
・治療費はがんのほうが高額になりがち。先進医療や自由診療、補完代替医療など選択肢の幅も広い
・脳血管疾患は要介護の要因の一つで、医療費だけでなく介護費もかかる可能性が高い
・がんに比べて、脳血管疾患と心疾患は、時間との勝負（異変を感じたらすぐ救急車を呼ぶ！）。セカンドオピニオンや病院選びの余裕はない
・先進医療に認定された医療行為の対象疾病は、がんが多く、脳血管疾患や心疾患を含めその他の疾病は少ない
・脳血管疾患は、退院後、通常の生活に戻ってもリハビリが続く。がんと心疾患はそこまでのリハビリは必要ない

病　気　編

第 **1** 章

三大疾病とは？

Q0 どのようながんにかかる人が多い？（最新がん統計より）

がんで亡くなる人は年間約37万人、新たにがんと診断された人は約100万人にものぼります。死亡者が多いがんは、男性の肺がん、女性の大腸がん。罹患数が多いがんは、男性の胃がん、女性の乳がんです。ただ、がんにもトレンドがあり、胃がんや子宮頸がん、肝臓がんは減少。一方で、ライフスタイルの変化等によって、大腸がん、前立腺がん、乳がんなどが増加しています。

がんによる死亡率と罹患率は異なる！

よく、「日本人の2人に1人ががんになる」といわれますが、これはあくまでもがんにかかる**罹患率**を指します。

最新がん統計によると、がんの累積罹患リスク（ある年齢までにその病気と診断されるおおよその確率）は、男性62％、女性47％（2014年）となっており、これが"2人に1人"の由来です。

ただし、これはあくまでも一生のうちでがんになる確率であって、罹患しても全員が亡くなるわけではありません。

統計では、2017年にがんで亡くなった人は373,334人（男性220,398人、女性152,936人）です。がんで死亡する確率は、男性25％（4人に1人）、女性15％（7人に1人）であり、ぐっと確率は下がります。

がんの治療費は、どのようながんに罹患したかでも変わってくるため、死亡数と罹患数で多いがんの種類が異なる点にも注意が必要です。

■図表 1 - 1

●2017年の死亡数が多い部位は順に

	1位	2位	3位	4位	5位	
男性	肺	胃	大腸	肝臓	膵臓	大腸を結腸と直腸に分けた場合、結腸4位、直腸7位
女性	大腸	肺	膵臓	胃	乳房	大腸を結腸と直腸に分けた場合、結腸2位、直腸9位
男女計	肺	大腸	胃	膵臓	肝臓	大腸を結腸と直腸に分けた場合、結腸3位、直腸7位

●2014年の罹患数（全国合計値）が多い部位は順に

	1位	2位	3位	4位	5位	
男性	胃	肺	大腸	前立腺	肝臓	大腸を結腸と直腸に分けた場合、結腸4位、直腸5位
女性	乳房	大腸	胃	肺	子宮	大腸を結腸と直腸に分けた場合、結腸2位、直腸7位
男女計	大腸	胃	肺	乳房	前立腺	大腸を結腸と直腸に分けた場合、結腸3位、直腸6位

（出所）　国立がん研究センター　がん情報サービス「最新がん統計」（ウェブサイト）

がんにも「流行」がある！

がんにも流行り廃りがあることをご存知でしょうか？

以前は、非常に多かった印象のある**胃がん**をはじめ、**子宮頸がん**、**肝臓がん**などはピーク時に比べて**死亡数が減少**しています。

これらは、感染症が主な原因とされており、衛生環境の悪い国に多い“**発展途上国型がん**”です。

たとえば、胃がんは塩分の高い食事やピロリ菌が原因ですが、死亡数が減少したのは、上下水道の整備と冷蔵庫の普及が影響しています。冷蔵庫の登場で塩漬けする必要がなくなり、新鮮で清潔な食べ物を口にできるようになったというわけです。

一方で、増えているのは、男女ともに**大腸がん**、男性では**前立腺がん**、女性では**乳がん**といった、性ホルモンに関連する臓器のがんです。

増えた原因は、動物性脂肪の過剰摂取など食生活やライフスタイルの変化など。欧米に多いということで"欧米型がん"ともいわれます。

３年、５年、10年など、さまざまながんの「生存率」がある

がんに罹患した後、「どれだけ生きられるか？」を考える際に、よく使われるのが国立がん研究センターが発表する**相対生存率**です。

「相対生存率」とは、あるがんと診断された人が、年齢や性別が同じ日本人全体と比べて、診断から一定期間後にどれくらい生存しているかを示した指標のことをいいます。「100％に近い＝治療で生命を救えるがん」「０％に近い＝治療で生命を救うのがむずかしいがん」を意味します。

一般的に、がんの再発・転移する時期として多いのが術後２年以内といわれているため、治療から５年経過後も異常がなければ完治したとみなされます。ですから、多くのがんの定期検査の期間は５年で、治癒の目安として「**５年相対生存率**」が多用されているわけです。

ただし、乳がんや肺がんなど、経過観察期間として10年が推奨されているがんもあり、その場合、「**10年相対生存率**」も併用します。

５年物や10年物以外にも、2018年９月には、「**３年相対生存率**」が初めて公表されました。2016年１月からスタートした**全国がん登録制度**によって、がん情報の精度の向上やより早い状況の把握ができるようになっています。

相対生存率はがんの種類や性別、ステージ（病期）などでも異なります。罹患者の予後やライフプランを考える際だけでなく、がん保険など保障設計するうえでも活用したいところです。

■図表 1 - 2　５大がんの５年・10年生存率

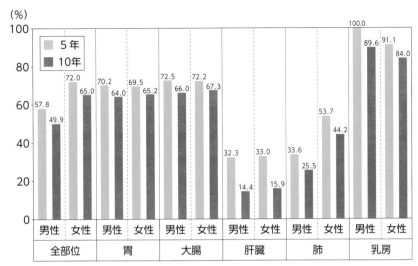

※2002年～2005年診断例
（出所）　全国がんセンター協議会の生存率共同調査（2019年12月集計）より筆者作成

TOPICS　**遺伝性がん患者の予防的切除が保険適用に**

2020年４月から、遺伝性乳がん卵巣がん症候群（HBOC）を発病した
患者を対象に、遺伝子検査や対側乳房、卵巣・卵管の予防的切除が保険
適用されます。まだ病気を発症していない未発症部位に対して、公的医
療保険が適用になるのは初めてのことです。

がんはどのような病気なの？

「がん」は細胞が分裂するときのコピーミスでできます。異常に増殖して塊になった細胞（腫瘍）には、良性と悪性があり、通常、がん（悪性新生物）と定義されるのは後者です。生物学的に、悪性新生物は「浸潤」と「転移」という２つの性質があり、上皮内で細胞分裂を繰り返すだけの上皮内新生物とは大きく異なります。

がんは細胞が分裂するときのコピーミスで生まれるもの

　私たちの身体は、およそ60兆個の細胞からできています。このうち毎日１〜２％の細胞が死滅するため、細胞分裂によって、不足分を補わなければなりません。

　ところが、人間のやることですから、ミスが起きてしまうことがあります。細胞分裂の際の遺伝子のコピーミスで、元の細胞と異なる不良細胞ができてしまうわけです。これが**遺伝子の突然変異**です。コピーミスの原因は、たばこやある種のウイルスなどの発がん性物質、自然に存在する放射線など。これらによって、長い時間をかけて遺伝子に傷が蓄積されていきます。

　突然変異を起こした細胞のほとんどは、人間が生来もっている免疫力（いわゆるNK細胞など）によって、死滅させられます。しかし、免疫力の攻撃をすり抜けたものががん細胞となって増殖していくのです。一説によると、健康な人でも毎日数千個のがん細胞が生まれているといいます。

　一般的に高齢になるにつれて、がんに罹患する方が増えるのは、免疫力な

どが衰えていくからです。

　正常な細胞と異なり、がん細胞は死なない細胞です。無秩序に増え続けたがん細胞がいずれ「がん」となり、ほかの臓器の働きを阻害するようになっていきます。

「良性」と「悪性」の違いとは？

　異常に増えて塊になった細胞を腫瘍といい、新生物と呼ぶこともあります。腫瘍には、**良性**と**悪性**があり、前者は、その場にとどまっているものです。正常な臓器を圧迫して悪さをすることもありますが、切除してしまえば、命にかかわるものとはなりません（例：子宮筋腫、大腸線腫など）。

　一方、後者は、周囲の正常な細胞を破壊しながら広がっていきます（これを「**浸潤**」といいます）。やがて、がんは血管やリンパ管に入り込み、その流れに乗って他の臓器へたどりつき、そこでも塊をつくるようになります（これを「**転移**」といいます）。

「上皮内新生物」と「悪性新生物」の違いとは？

　WHO（世界保健機構）によると、新生物のなかには、「**上皮内新生物**」という分類もあります[1]。

　民間保険には、「上皮内新生物」を保障するタイプの商品がありますが、そもそも上皮内新生物とは何なのでしょうか？

　医学的にみると、がん＝悪性新生物であり、**上皮内新生物はがんではありません**。前述したように、悪性新生物は「浸潤」と「転移」という2つの性質をもっています。浸潤とは、上皮細胞と間質細胞（組織）を隔てる膜

1　厚生労働省「疾病、傷害及び死因の統計分類」「ICD－10（2013年版）準拠　内容例示表」「第Ⅱ章 新生物〈腫瘍〉（C00-D48）」
　　https://www.mhlw.go.jp/toukei/sippei/dl/naiyou02.pdf

■図表1-3　悪性新生物と上皮内新生物の違い

	悪性新生物	上皮内新生物
浸潤・転移	あり	なし
死亡の可能性	あり	なし
治療法	手術療法・薬物療法（抗がん剤等）・放射線療法など	多くの場合、簡単な治療で完治する

（基幹膜）を破って周辺組織に侵入すること、転移とは、血管やリンパ管を通って、遠い組織にも定着することです。それに対して、上皮内新生物は、周辺組織に広がる能力がなく、上皮内で細胞分裂を繰り返している状態のものを指します。

　そのため、切除手術等を行えば理論的には転移の可能性がなく、5年相対生存率もほぼ100％です。要するに、上皮内新生物で死ぬことはありません。ただし、病巣の広がりによっては、乳房全摘する場合があるなどケースバイケースです（上皮内新生物の例：子宮頸部の中等度・高度異形成や上皮内がん、大腸の粘膜内がん、乳房の非浸潤がん、皮膚のボーエン病など）。

　さらに、がん（悪性新生物）は、胃がんや大腸がんなど臓器の粘膜上皮にできる「がん腫」、骨肉腫など骨、筋肉、血管にできる「肉腫」、造血組織やリンパ組織由来の「白血病」「悪性リンパ腫」などに分かれます。

　このように「がん」は部位や原因、症状などが異なる、とても多様な病気なのです。

　FPは医療者ではありませんが、がんに対する保障設計をアドバイスするうえで、がんに関する定義の医学的あるいは保険約款上の違いなどを十分理解しておく必要があるでしょう。

Q2　どのような検査法でわかるの？

大別するとがんの検査は、目的によって「発見するための
もの」と「確定するためのもの」に分けられます。がんの
種類やできる場所などで、必要な検査内容や進め方が異な
りますが、複数の検査結果を組み合わせて診断され、最終
的に病理検査でがんが確定します。最近では、がん遺伝子
パネル検査など、治療法だけでなく検査法も大きく進歩し
ています。

「がん検診」の目的はがんによる死亡を減少させること

　検査は、検診や症状があって受診する「がんを発見する検査」と、その検
査で異常が発見された後に行う「がんを確定する検査」に分かれます。

　主な検査は、血液検査（腫瘍マーカー）、画像検査・画像診断（超音波（エ
コー）検査、X線検査、CT検査、MRI検査、PET検査）、内視鏡検査、病理検査
などです。

　がんを発見する検査の代表格といえば、**がん検診**があげられます。がん検
診の目的は、単に多くのがんを見つけることではなく、**がんの早期発見や適
切な治療**につなげ、**死亡率を減少**させることです。

　近年では、がん検診の効果を**エビデンス**[2] に基づいて評価し、公的な政策
として実施するのが、国際標準となっています。

2　エビデンスは「根拠」を意味し、昨今、EBM＝「Evidence-based medicine（科学
　的）根拠に基づいた医療」が重視されている。

■ 図表 1 - 4 「がん予防重点健康教育及びがん検診実施のための指針（平成28年一部改正）」で定められたがん検診の内容

種類	対象者	受診間隔	検査項目
胃がん健診	50歳以上※1	2年に1回※2	問診に加え、胃部エックス線または胃内視鏡検査のいずれか
子宮頸がん健診	20歳以上	2年に1回	問診、視診、子宮頸部の細胞診および内診
肺がん健診	40歳以上	年1回	質問（医師が自ら対面により行う場合は問診）、胸部エックス線検査および喀痰細胞診（ただし喀痰細胞診は、原則50歳以上で喫煙指数が600以上の人のみ。過去の喫煙者も含む）
乳がん健診	40歳以上	2年に1回	問診および乳房エックス線検査（マンモグラフィ）
大腸がん健診	40歳以上	年1回	問診および便潜血検査

※1　当分の間、胃部エックス線検査に関しては40歳以上の実施も可
※2　当分の間、胃部エックス線検査に関しては年1回の実施も可
（出所）　国立がん研究センター　がん情報サービス「がん検診について」
　　　　　https://ganjoho.jp/public/pre_scr/screening/about_scr02.html

段階的に複数の検査を組み合わせて診断を行う

　がんを見つけるための検査は、できるだけ身体（＋お財布）への負担が軽く、簡便なものから受けるのが一般的です。その1つが、胃がんや肺がんなどで用いられているX線検査です。

　これらで異常が見つかれば、たとえば、大腸がんや胃がんの場合、内視鏡検査に進みます（見つけるための検診の段階で受けることも可）。

　肺がんの場合は胸部CT検査、乳がんの場合は超音波（エコー）検査を行い、異常があれば針生検（皮膚の上から病変に針を刺して組織を採取する方法）などで病理検査を行います。

　がんと確定されれば、**がんの広がりや転移の有無**などを調べるためにCT検査やMRI検査など、さらに詳しい検査を行います。

　このように、段階的に複数の検査結果を組み合わせて診断や治療方針を決定していくわけです。

　医療機関によって、最初の検査内容や検査の流れが異なることもありますが、安心して治療を受けるためにも、自分が受けた検査を把握しておくことは大切です。

がんは治療法だけでなく検査法にも注目

　治療法だけでなく、最近のがん医療は、検査法の進歩にも、目を見張るものがあります。

　たとえば、前立腺がんは、早期に目立った自覚症状がないため、発見が遅れがちでした。しかし、簡単で精度の高い**PSA検査**（採血のみの検査で、血液中にある前立腺に特異的なタンパク質の一種「PSA」を測定する）の開発によって、早期発見のケース（患者数も）が増えたといわれています。

　また、先進医療でも、「MRI撮影および超音波検査融合画像に基づく前立腺針生検法」（821件）や「ウイルスに起因する難治性の眼感染疾患に対する迅速診断（PCR法）」（375件）などの検査法が、実施件数の上位にのぼってくるようになりました[3]。

　とりわけ、ゲノム医療に欠かせない「**がん遺伝子パネル検査**[4]」については、国立がん研究センター中央病院の「NCCオンコパネル」が、2018年4月から先進医療Bとして承認。その後、2019年6月に、中外製薬の「FoundationOne® CDxがんゲノムプロファイル」とともに、保険適用が認められました。費用はいずれも56万円で、1～3割の自己負担割合に応じて負担します。今後は、治療法だけでなく検査法も注視しておく必要がありそうです。

3　厚生労働省　第81回先進医療会議「令和元年6月30日時点における先進医療Aに係る費用　令和元年度実績報告（平成30年7月1日～令和元年6月30日）」（参考資料1）
4　患者の複数のがん関連遺伝子の変異を一括して網羅的に調べる検査のこと。

どのような予防法があるの？

がんの原因は、傷ついた細胞のコピーミスであり、これらは、喫煙、健康的な食事、運動などの生活習慣の改善で予防できます（1次予防）。ただし、がんになる可能性をゼロにすることはできません。がん対策は、検診による早期発見・早期治療の二段階で行うことが必要です（2次予防）。

エビデンスに基づいたがんの要因とは？

　がんの予防法を考える場合、「なぜ、がんになってしまったのか？」といった**がんの要因**を考える必要があります。

　がんと一口でいっても、実際は非常に多様な病気ですので、さまざまな要因によって発症したと考えられています。ただ、そのなかには予防できるものが少なくありません。

　日本人の場合、男性がんの53.3％、女性がんの27.8％[5]は、喫煙（受動喫煙）や飲酒、食生活（塩分摂取、野菜摂取不足、果物摂取不足）、過体重・肥満、運動不足などの**生活習慣や感染症**が原因で、がんになったと考えられています。

5　国立がん研究センター がん情報サービス「がんの発生要因」
　　https://ganjoho.jp/public/pre_scr/cause_prevention/factor.html

がんの最大の原因である「たばこ」への対策が強化

2018年3月9日に閣議決定された第3期がん対策推進基本計画において
も、がんにならないための1次予防として「**たばこや感染症対策、生活
習慣の改善**」があげられています。

とりわけ喫煙は、肺がんの主な原因であることがわかっています。日本人
の肺がんリスクは、非喫煙者に対して喫煙者は、男性4.4倍女性2.8倍で
す[6]。また、がん以外に、**脳卒中や循環器病、呼吸器疾患**などのリスクを高
めるだけでなく、受動喫煙によって、非喫煙者や子どもに害が及ぶ可能性が
あります。

もともと喫煙については、2002年に「健康増進法」が制定され、受動喫
煙対策が努力義務として盛り込まれていました。

同法については、2018年に改正が行われ、2019年7月1日より、学
校・病院・児童福祉施設等・行政機関の庁舎等では、原則として敷地内が禁
煙になりました。さらに、2020年4月1日からは全面施行となり、学校・
病院・児童福祉施設等・行政機関の庁舎等以外の多くの方が利用するすべて
の施設が原則屋内禁煙となる予定です。

東京オリンピック・パラリンピックに向けて、受動喫煙を防ぐための取組
みが「マナー」から「ルール」へと変わります。

がん対策は予防＋検診の二段階で行う

がんは、禁煙、健康的な食事、運動といった生活習慣の改善で予防するこ
とができます。しかし、どれだけ注意をしていても、罹患の可能性をゼロに

6　国立がん研究センター 社会と健康研究センター「科学的根拠に基づくリスク評価と
がん予防ガイドライン提言に関する研究」

することはできません。

　そこで、がん対策は、検診による早期発見の二段構えで備えるべきということで、２次予防として「**がん検診受診率50％、精密検査受診率90％**」が目標に掲げられています。

　いずれも、現時点では目標数値に達していません。がん検診の受診率は、胃がん、肺がん、大腸がん、子宮頸がん、乳がんについて、2007年は20〜30％台だったのに対して、2016年は30〜40％台と徐々に上がってはいますが、目標の50％に達しているのは、男性の肺がん検診51％のみです[7]。

　精密検査の受診率も、最も高い乳がんで85.1％。大腸がんは患者数が増加しているにもかかわらず、最も低く66.9％にとどまっています[8]。

　このほか、がん検診については、指針に定められていないがんに対する検診やエビデンスに基づかない検診が実施されていること、職域でのがん検診は、任意で実施されているため、検査項目や対象年齢等実施方法がさまざまであること、といった課題も残されています。

TOPICS　がんを防ぐための新12か条

1条　たばこは吸わない
2条　他人のたばこの煙を避ける
3条　お酒はほどほどに
4条　バランスのとれた食生活を
5条　塩辛い食品は控えめに
6条　野菜や果物は不足にならないように
7条　適度に運動
8条　適切な体重維持
9条　ウイルスや細菌の感染予防と治療
10条　定期的ながん検診を
11条　身体の異常に気がついたら、すぐに受診を
12条　正しいがん情報でがんを知ることから

（出所）　公益財団法人がん研究振興財団

7　厚生労働省「平成28年　国民生活基礎調査の概況」
8　厚生労働省「平成27年度地域保健・健康増進事業報告の概況」

Q4

どのような治療法があるの？

代表的ながんの治療法は、「手術療法」「放射線療法」「薬物療法」の３つです。最近、第四の治療法として「免疫療法」に注目が集まっています。がんの治療方針は、がんの状態、患者の状態、医療機関の体制等を判断材料として、医療者と患者が話し合って決めていきます。

手術・放射線・薬物療法ががんの三大治療

　がん治療は、**手術療法・放射線療法・薬物療法**の３つが大きな柱であり、がん経験者のほとんどが、この三大治療のいずれかを受けています。

　これらのうち、手術療法と放射線療法は、がんのある部位とその周辺に対して行われる治療のことで**局所療法**と呼ばれます。一方、抗がん剤等の薬物療法は、全身に対して行われる**全身療法**です。

　日本の治療別割合によると、いままでに受けた治療（複数回答有）は、化学療法80.5％、手術療法71.5％、放射線療法32.3％です[9]。

　この３つの治療法を単独あるいは組み合わせるなどして、患者は最適な治療法を選択します。これを「**集学的治療**」といい、治療法を効果的に組み合わせることで、治療成績を向上させるのが目的です。ただし、治療が増える分、副作用も大きくなるため、メリット・デメリットを確認したうえで、行う必要があります。

9　大西洋・唐澤久美子・唐澤克之『がん・放射線治療法2010』（篠原出版新社）

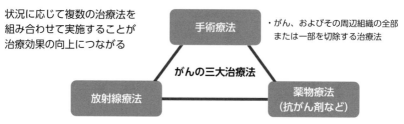

■図表1-5　がんの三大治療法

状況に応じて複数の治療法を
組み合わせて実施することが
治療効果の向上につながる

手術療法

・がん、およびその周辺組織の全部
　または一部を切除する治療法

がんの三大治療法

放射線療法

薬物療法
（抗がん剤など）

・がんおよび周辺組織に放射線を当てたり、
　小さな放射線源をがん近くの体内に埋め
　込むことで、がん細胞を破壊してがんを
　消滅させたりする

・抗がん剤などを点滴や静脈内注射などで投与し、
　細胞の増殖を抑えたり、成長を遅らせたりする。
　転移や再発の防止などに用いられる
・抗がん剤や分子標的薬などの化学療法以外に、乳
　がんや前立腺がんなどの治療に用いられるホルモ
　ン剤などがある

治療法を決定する3つのポイントは？

　がんの治療方針を決める主なポイントは①**がんの状態**、②**患者の状態**、③**医療機関の体制**等の3つです。

　まず①は、がんの種類、がんの進行度であるステージ（病期）、大きさ、位置、数、転移の有無、遺伝子変異などです。近年、主ながんの種類ごとに**「診療ガイドライン」**が各学会から作成され、がんの状態から推奨される治療法が示されています。

　続いて②は、治療に耐えられる体力や持病等の有無、年齢、認知機能といった身体的・精神的状況に加え、仕事、生活環境、家族などの社会的状況も加味されます。患者自身の希望も重要で、患者と医療者が相談しながら、患者の希望に沿った治療方針を選択する傾向が強まっています。

　最後の③は、病院や医師のスキル、希望する治療ができる設備や専門医、スタッフが充実しているかどうかです。

　たとえば、2018年4月から保険適用の範囲が拡充された手術支援ロボット「ダヴィンチ」を用いた内視鏡手術や、同じく保険適用が認められた「前

立腺がん」等に対する粒子線治療は、機器や設備のない病院では受けることができません。

また、胃がんや大腸がんの手術の選択肢の1つである腹腔鏡手術は、がんの種類や治療法によって難易度が異なり、ガイドラインでも、一定のスキルや経験のある医師が執刀することが条件となっています。

自分にとって最適な医療を受けるために、患者は①〜③の3つの視点から医療者とともに治療方針を決定することが必要です。

「第四の治療法」である免疫療法

2018年の京都大学・本庶佑先生のノーベル賞受賞によって一躍注目が集まったのが、三大治療に次ぐ**「第四の治療法」**である免疫療法です。

免疫療法は、人間生来の「免疫」を利用した、身体の内側からがんにアプローチする治療法です。

これまでのがん免疫療法は、とにかく身体全体の免疫を高めようと、サイトカイン療法[10]や活性化リンパ球療法[11]などが開発されてきました。しかし、期待できるような効果は立証されませんでした。これらは、いわゆる「非特異的免疫療法」と呼ばれるものです。

その後、がん細胞に対してより効果的＝特異的に作用する免疫力を高めた「特異的免疫療法」の研究が進み、**免疫チェックポイント阻害療法**[12]や**CAR-T細胞療法**[13]などが一定の成果をあげるようになってきました。

2014年に保険適用となった「オプジーボ（一般名ニボルマブ）」も免疫チェックポイント阻害剤の1つです。

10　免疫細胞を集めたり、異物を攻撃したりするサイトカインを合成し、体内に入れる治療法。腎臓がん、白血病、悪性黒色腫などで使われるインターフェロンなどがある。
11　血液中に存在するリンパ球を体外で殺傷力のあるリンパ球に培養し、体内に戻す治療法。
12　体内の免疫（T細胞）などの活性化を持続する（ブレーキがかかるのを防ぐ）方法。
13　患者の免疫（T細胞）を人工的に強化して、体内に戻す治療法。

Q5 セカンドオピニオンを受けたほうが 良いの？

セカンドオピニオンは、主治医から複数の治療方針を提示されたとき、別の治療法を検討したいときなどに受けることをお勧めします。逆に、今の治療方針に納得できていれば受けなくてもOKです。迷ったら、主治医や全国のがん診療連携拠点病院にあるがん相談支援センターで相談してみましょう。加入している民間保険の付帯サービスに含まれていないかも要チェックです。

セカンドオピニオンとは？

　セカンドオピニオン（以下、SO）とは、患者が納得のいく治療法を選択するために、現在の主治医以外の別の病院の医師に病状・治療法等について「**第2の意見**」を求めることです。

　SOを受けることが患者の権利として認められ、医師も推奨している米国では、ほとんどの患者が受けているといいます。

　日本でも、がん診療連携拠点病院[14]の多くが「**セカンドオピニオン外来**」を設置していますし、大学病院やそれに準ずる病院でも受けられます。アンケート調査によると、がん患者のうちSOの利用者は3割強です。女性よりも男性の方が利用者が多くなっています[15]。

14　日本において、質の高いがん医療の全国的な均てん化を図ることを目的に整備された病院のこと。全国400施設以上が指定されている。

15　ティーペック「セカンドオピニオンに関するアンケート調査」（2018年6月7日）

■図表 1 - 6　セカンドオピニオンに関するアンケート調査

①あなたはセカンドオピニオンを利用したことがありますか。
　※現在利用中の方は「ある」とお答えください。(n=372)

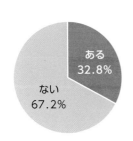

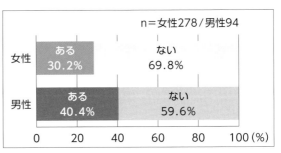

※ティーペック株式会社、一般社団法人キャンサーペアレンツの共同調査
（出所）　ティーペック「セカンドオピニオンに関するアンケート調査」
　　　　http://www.t-pec.co.jp/n-release/files/20180607_NewsRelease.pdf（2018年 6 月 7
日）

セカンドオピニオンを受けたほうが良い場合とは？

SOを受けることをお勧めするケースは、次のとおりです。

・今の治療方針が自分にとって最適か、他の専門医の意見が知りたい
・主治医から複数の治療法を提示されて迷っている
・希少がん、難治性がんなど、標準治療がまだ確立されていない
・主治医から提示された治療法とは別の治療法を検討したい

このほかにも、「主治医が、詳しく状況を説明してくれるタイプではな
く、もっと明確に現状を聞きたい」といった場合もあります。

なおSOを、主治医を変えたり、転院して別の病院で治療を受けたりする
ことだと思っている方がいますが、そうではありません。SOは、病院を
次々と、または同時に受診する「ドクターショッピング」とは異なります。

患者は、SO終了後に主治医の元に戻り、SO実施医療機関は、その内容を
主治医に提供することが共通認識となっています。

セカンドオピニオンを受けるタイミングは治療方針が決まってから

患者やそのご家族から「SOはいつ受ければよいですか？」という質問を受けることがあります。基本的には、**治療のどの段階でも受けられます**。しかし、いったん治療が始まってしまうと、病院や治療法を変えるのは容易ではありません。

また、SOを受けるにあたり、これまでの検査結果や診療情報、担当医の紹介状などが必要です。診断確定前や検査の途中などで、SOを受けても、最適なアドバイスが得られない可能性もあります。

タイミングとしては、すべての検査が終わり、主治医から治療方針が提示されてから。少なくとも治療開始前に受けるようにしましょう。

複数の医師の意見を聞いて、どれを選んでよいかわからなくなることのないよう、まずは主治医の意見（ファーストオピニオン）をしっかり理解したうえでSOを受けることが肝心です。

セカンドオピニオンを受ける病院はどう選ぶ？

SOを受ける病院を選ぶ方法は、①主治医からの紹介、②がん情報サービスや病院のウェブサイトなどインターネットで検索、④知人・友人・患者会などからの紹介、④その他（民間保険の付帯サービスを利用）などがあります。特に、FPとしては、ご相談者が契約している保険の付帯サービスの状況を確認することをお忘れなく。医療保険やがん保険など、SOを受けられるサービスがある場合も増えています。

SOを受ける場合は、「手術を提案されているが、放射線治療も検討したいので、専門医の話が聞きたい」など、具体的な条件を出して探すのが効果的です。

医師・病院選びはどうすれば良いの？

治療を受ける病院は、自分で探す、主治医に紹介してもらう、セカンドオピニオンを利用する等の方法で選びますが、自分にとって最適な病院や医師、治療法を考えることが大切です。そのためにも、患者本人や家族が病院に求める条件の優先順位をつけ、その条件をより多く満たすところがベストな病院となります。

告知された病院で治療もしなければならない？

他の病気と同じく、「がん」の場合も、最初に診断を受けた病院で治療する必要はありません。

検査結果が出て、主治医から治療方針の説明がありますので、その際に、患者やそのご家族で話し合い治療を受けたい病院を決めれば大丈夫です。

多くのがん患者にとって、病院や医師とのお付き合いは長きにわたるもの。また、治療法の選択によって、今後の**人生を左右する可能性**もあります。

お金や仕事のこと、家庭や子どものこと、人間関係など、いろいろと考えるべきことは多々あります。ただ、告知を受けたがん患者にとって、**病院や医師、治療法をどうするか**は、まず**考えるべき最優先事項**です。

がんの種類や進行度などの病状や、主治医に時間的余裕の有無なども確認する必要はありますが、決めるまである程度の時間はあるはずです。

がん患者にとって「ベストな病院」とは？

では、がん患者にとってベストな病院とはどのような病院でしょうか？

まず条件としてあげておきたいのは、自分が罹患している**がんの治療実績があるか**どうかです。主要ながんの場合、年間50症例以上が目安ともいわれますが、その差は病院によってケタ違いです。症例数が多いほど、データをもっており、さまざまな事例に対処できる可能性が高くなります。

がんの種類別の症例数は新聞や雑誌などで公表されていることもありますし、各病院のウェブサイトなどでも確認できるはずです。

また、自分が希望する治療法が受けられるかどうか、専門医や他職種の専門家などによる集学的治療が提供されているか、チーム医療が実施されているか、患者のサポート体制が整っているか、他の病院等との連携ができているか、がん治療に関する情報を公開しているかなども重要です。

がん情報サービスでは、「がん診療の実績から探す」「がんの種類から探す」「対応状況から探す」「専門医療職から探す」などのキーワードから、全国のがん診療連携拠点病院等を検索できますので、ぜひご活用ください。

このほか個々の患者の事情やニーズによって、最適な病院は異なります。

たとえば、心疾患や重い糖尿病、透析を受けているなど既往症をおもちの方は、がん専門病院よりも総合病院のほうが安心な場合もあるようです。両方の治療が受けられるかどうか必ず確認しましょう。

また、「緩和ケアや終末期医療、在宅ケアを行っている病院にしたい」「告知を受けた病院は勤務先の近くなので、自宅に近いところに変更したい」など、患者の状況や経済的、地理的な理由で自分や家族に負担がかからないようなニーズも考慮すべきです。

患者が希望するすべての条件を満たす病院を探すのはむずかしいかもしれません。でも、自分やご家族にとって譲れない優先順位をつけて選ぶことは重要です。迷ったら、がん相談支援センターなどで相談してみましょう。

自由診療や先進医療は受けたほうが良いの？

自由診療は、公的医療保険が適用されない診療です。保険診療となる機会を逸したものや民間療法などが該当します。いずれも全額自己負担です。先進医療は、厚生労働省が定めた特定の医療機関でのみ受けられる高度で先進的な医療です。保険診療となることを前提とした評価段階にあり、技術料部分は全額自己負担となります。自由診療と先進医療は、高額な費用負担だけでなく、有効性や安全性が不確実であることを認識して慎重に検討すべきです。

「保険診療」と「自由診療」の違いは？

　保険診療とは、健康保険など**公的医療保険が適用される診療**のことです。がんにかかる治療費のうち、手術料、検査料、入院料、投薬注射料など病院に支払う直接的な医療費がこれに該当します。

　費用全体のうち、患者が支払う割合は、年齢等によって **1 割〜 3 割**と決められており、残りは公的医療保険から支払われます。

　一方、自由診療とは、**公的医療保険が適用されない診療**のことです。自由診療には、厚生労働省が承認していない最新の治療や薬剤、医療機器を使った治療や民間の補完代替療法[16]などがあり、**全額自己負担**となっています。

16　西洋医学を補完あるいは代替する医療のこと。いわゆる民間療法で、鍼灸、指圧、気功、マッサージ療法、運動療法、温泉療法、ハーブ療法、食事療法、アロマセラピー、ヨガなど多種多様。

自由診療を受ける場合は、**高額な医療費負担**はもちろん、**その効果や安全性が不十分であること**を理解しておく必要があります。

　なお、民間のがん保険や医療保険には、手術や放射線、薬物療法など特定の治療を保障する商品があります。これらは、基本的に、保険診療あるいは薬事承認されている薬剤を使った治療が対象です。保障範囲は、保険約款上でも細かく規定されています。

　なかには、国内未承認薬も含めて自由診療を保障する商品もありますが、保険会社の指定病院での治療や、事前に医師が作成した診療計画書を提出し保険会社の承認が必要といった条件付きです。"自由な"診療すべてが対象になるわけではありません。

「混合診療の禁止」とは？

　保険診療と自由診療を併用することを「**混合診療**」といいます。日本では、原則として、**混合診療が禁止**されています。

　混合診療を無制限に認めてしまうと、患者負担が不当に拡大し、安全性、有効性等が確認されていない医療を助長するおそれがあるからです。

　そのため、自由診療を受けた場合、あわせて受けた保険診療も含めて全額自己負担となってしまいます。

　そうなると、病院では保険診療として認められた医療行為しか行えず、医療が硬直化してしまう可能性も否定できません。患者にとっても、先進的な医療技術や患者のニーズに応じた医療サービス等すべてを自費でまかなうことになれば、負担が増すばかりです。

　そこで、例外的に混合診療が認められている療養があり、これを「**保険外併用療養費制度**（以下、保険外併用療養費）」といいます。

　保険外併用療養費は、公的医療保険導入のための評価を行う「**評価療養**」と公的医療保険導入を前提としない「**選定療養**」の２つがあり、さらに、2016年４月１日から「**患者申出療養**[17]」が追加されました。

■図表 1 - 7　保険外併用療養制度の仕組み

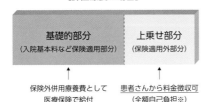

○ 保険診療との併用が認められている療養

① 評価療養 ⎫
② 患者申出療養 ⎬ 保険導入のための評価を行うもの
③ 選定療養 ──→ 保険導入を前提としないもの

保険外併用療養費の仕組み
[評価療養の場合]

基礎的部分	上乗せ部分
(入院基本料など保険適用部分)	(保険適用外部分)

保険外併用療養費として
医療保険で給付

患者さんから料金徴収可
（全額自己負担※）

※保険医療機関は、保険外併用療養費の支給対象となる先進医療等を行うに当たり、あらかじめ患者さんに対し、その内容および費用に関して説明を行い、患者さんの自由な選択に基づき、文書によりその同意を得る必要があります。また、その費用については、社会的にみて妥当適切な範囲の額としています。

○評価療養

・先進医療（先進A：36技術、先進B：69技術平成29年 9 月時点）
・医薬品、医療機器、再生医療等製品の治験に係る診療
・薬事法承認後で**保険収載前**の医薬品、医療機器、再生医療等製品の使用
・薬価基準収載医薬品の**適応外使用**
　（用法・用量・効能・効果の一部変更の承認申請がなされたもの）
・保険適用医療機器、再生医療等製品の**適応外使用**
　（使用目的・効能・効果等の一部変更の承認申請がなされたもの）

○患者申出療養

○選定療養

・特別の療養環境（差額ベッド）
・歯科の金合金等
・金属床総義歯
・予約診療
・時間外診療
・大病院の初診
・大病院の再診
・小児う蝕の指導管理
・180日以上の入院
・制限回数を超える医療行為

（出所）　厚生労働省「患者申出療養とその他の保険外併用療養について」より

「先進医療」とは？

　「**先進医療**」は保険外併用療養費の 1 つで、厚生労働大臣が定めた公的医療保険の対象にするかどうか評価段階にある高度な治療のことです。

　いわば、保険診療を目指す治療ですので、有効性・安全性が認められて公的医療保険に"仲間入り"することもあれば、評価対象から外れることもあり、内容は変動します（2020年 2 月14日現在87種類）。

　なお、先進医療で最も実施件数が多い「多焦点眼内レンズを用いた水晶体

17　患者からの申し出を起点として審査を行い、身近な医療機関で先進的な治療を受けることができる制度。

再建術」は2020年3月をもって先進医療から除外されます。今後は、選定療養に移行される予定ですが、実施件数が多かっただけに少なからず影響はあるでしょう。

　先進医療の最大のメリットは、**先進的で高度な医療が受けられる**という点です。一方のデメリットは、**費用が高額**で、受けられる**医療機関が限られている**。効果や副作用、合併症の頻度など、**有効性・安全性について検証中あるいは十分な根拠に乏しい**といった点です。

　気になる費用については、全体にかかる総医療費のうち、診察料・検査料・入院料といった通常の治療と共通する部分は保険診療ですが、先進医療

■図表1-8　令和元年6月30日時点における先進医療Aにかかる費用
※平成30年度実績報告（平成30年7月1日〜令和元年6月30日）

先進医療技術名	適用年月日	平均入院期間（日）	年間実施件数（件）	1件当りの先進医療費用（円）	実施医療機関数（機関数）
多焦点眼内レンズを用いた水晶体再建術	2008年7月1日	1.1	33,868	678,496	883
陽子線治療	2001年7月1日	19.8	1,295	2,697,657	15
MRI撮影および超音波検査融合画像に基づく前立腺針生検法	2016年2月1日	2.5	821	107,660	18
重粒子線治療	2003年11月1日	9.6	720	3,089,343	6
ウイルスに起因する難治性の眼感染疾患に対する迅速診断（PCR法）	2014年1月1日	2.5	375	29,607	13

（出所）　厚生労働省　第81回先進医療会議「令和元年度先進医療技術の実績報告等について」（参考資料1）を筆者が一部抜粋編集のうえ作成

の技術料などは全額自己負担となっています。

　よく保険商品のパンフレットなどで紹介される粒子線治療は約300万円と非常に高額です。ただし、すべての先進医療が数百万円単位というわけではなく、数千円〜数万円で受けられるものもあります。

自由診療や先進医療のほうが優れている？

　FPとしては、自由診療や先進医療を希望する方に対して、まず、保険診療との違いやこれらのメリットやデメリットを正しくお伝えしましょう。そして、お客さまの加入する保険契約を確認し、自由診療や先進医療が対象となっているか把握します。

　そして、かかった費用について、税金の還付が受けられる「医療費控除」の対象（治療や診察のための費用で、一般的に支出される水準を著しく超えない部分の金額であれば、公的医療保険の適用の有無は関係ない）となるが、公的医療保険の「高額療養費」は対象外であることもきちんと説明します。

　いずれにせよ、治療を検討するうえで、先進医療や自由診療は、**標準治療**とよく比較されます。標準治療とは、**エビデンスに基づいて推奨**される、**その時点での最良の治療**のことです。"標準"、"先進"といった言葉のニュアンスから、標準治療が並みで、先進医療が特上といった格の違いをイメージしがちですが、決して、そうではありません。受ける際には、主治医とよく相談したうえで、慎重に検討すべきです。

手術後の後遺症や合併症は？

合併症・後遺症は人それぞれで辛さの度合いに差があり、なかにはQOL（Quality Of Life）が著しく低下する患者もいます。医療者から事前に説明された症状は、術前から対処法を検討し、予防できるものは備えておくことです。

手術後すぐに起きる「合併症」とは？

「**合併症**」とは、**手術直後からすぐに起きる症状**を指します。

軽度なものから重篤なものまでさまざまですが、術後の合併症は、手術を行った臓器に関する症状や手術時の損傷で起こる症状など、一定の頻度で起こりえます。

たとえば、肺がんなら肺炎や無気肺、肝臓がんなら肝不全、大腸がんなら腸閉塞を起こしやすく、それ以外に出血、発熱、感染症、疼痛、縫合不全などの合併症がみられる場合があります。

合併症は、持病との関連から起きることもあり、特に、脳血管疾患、心疾患、糖尿病などの方は十分な注意が必要です。

術前に医師から説明されたリスクについて、事前に予防できるものは、ある程度の対処ができます。多くの病院では、看護師が丁寧に指導してくれるはずですので、指示に従えば大丈夫でしょう。

合併症が起きると、入院が長引いたり、場合によっては再手術が必要になることもあります。しかし、治療スケジュールが遅れることはあっても、ほぼ、**がんに対する治療の効果に影響を及ぼすことはありません。**

退院後も続く「後遺症」の対処法は？

　術後すぐに症状が現れる合併症に対して、**退院して数カ月後も持続する症状**が「**後遺症**」です。

　後遺症は、手術した臓器やその周辺の臓器の機能に何らかの障害が生じる場合がほとんどです。辛い症状が続いたり、慢性的な症状になったりすると、**QOL（生活の質）**[18]**が著しく低下**するおそれがあります。

　胃がんや食道がんの後遺症として、ダンピング症候群があります。これは、胃を多く切除すると、食べた物が急速に小腸に流れ出るため、血糖値が急上昇して冷や汗やめまいなどの症状が出ることです。

　また、直腸がんや子宮がん、卵巣がん、前立腺がんなどでは、手術時に神経を損傷すると、排尿、排便、性機能障害などが出ることもあります。状態や手術によっては、ストーマ[19]を造設することもあり、基本的に、日常生活が大きく制限されることはないというものの、慣れるまでは、ストーマケアに対していろいろと配慮が必要です。

　言葉にすると、何でもないように感じますが、生きていくうえで欠かせない行為に対して後遺症が残ることは、今後の生活の大きな障害となります。がんが治っても、後遺症の影響によって、スムーズに社会生活に復帰できないのは、患者にとって大問題なのです。

　FPとしては、このようながん患者が利用できる助成金や公的制度について、きちんと理解しておきましょう。ちなみに、永久ストーマ造設者に対して、2003年4月から部位に関係なく、ストーマ造設直後から身体障害者手帳交付のための障害認定が受けられるようになっています。

18　WHOの調査では、QOLを構成する領域として、身体的側面・心理的側面・自立的レベル・社会的関係・生活環境・精神面・宗教・信念の6つに分類している。
19　手術によって腹部に新しくつくられた、便や尿の排泄の出口のこと。ストーマには、人工肛門や人工膀胱の種類がある。

術後のリハビリテーションは必要？

　術後は、**手術による後遺症を最小限に抑え、回復を図るために**リハビリテーション（以下、リハビリ）を行うのが一般的です。

　リハビリの種類や頻度、期間については、がんの種類や手術方法によって異なり、たとえば、乳がんで乳房を切除した場合、術後早くから腕を動かして運動障害を予防します。

　入院中に、リハビリ室で機能訓練などを受けることもありますが、がんの場合、病院やリハビリ施設などに継続的に通院が必要となるリハビリは、あまりありません。

　基本的には、患者自身が運動やマッサージなどのリハビリ方法を医療者から習得し、退院後、自分で実践するという流れになります。

　いずれにせよ、術前に合併症・後遺症のリスクについては、説明や情報を主治医から伝えられるはずです。しかし、手術を受けることに躍起になって、術後の状態にまで思いが至らないことも多々あります。

　がんとともに生きていく期間が長期化している患者にとって、**QOLの維持は非常に重要**です。治療を受ける前に、合併症や後遺症に対する理解は十分過ぎるほど深めておいてください。

　できれば、患者会などで自分と同じがん、同じ治療を行った経験者の話を聞き、心構えや事前に備えておくべきこと、合併症や後遺症が出た場合の効果的な対処法などを聞いておくと安心です。

　医療者からは出てこない自由な発想とリアルな声、医学的な"知識"ではない、日常生活の"知恵"が詰まったノウハウが聞けるかもしれません。

Q9

退院後の治療による副作用や体調の変化は？

退院後、手術や放射線、薬物療法など、どのような治療でも何らかの副作用は起こります。副作用の程度や感じ方には個人差があり、日常生活に大きく支障をきたす方もいますが、薬やリハビリ、運動、緩和ケアの利用、生活上の工夫などで症状を改善できる場合もあります。

どのような治療でも副作用は起こりうる

だれしも、手術、放射線、薬物療法などの治療を受けた後に何らかの副作用が出たり、後遺症が残ったりする可能性はあります（手術後の後遺症については（👍 **Q8**（P41））。

たとえば、放射線治療については、全身的なものとして放射線宿酔があります。これは、治療後 2 〜 3 時間経ってから、疲労感、倦怠感、気力が出ない、食欲不振、吐き気などの症状が出るものです。

治療が進むと、放射線が当たっている部位の皮膚が赤くなる、かゆくなるなどの炎症が起こり、ひどいときにはめくれあがることも。症状の起こり方や時期は、放射線を照射する部位や薬物療法など、ほかの治療との関連でも変わってくるようです。

がん治療の副作用が、別の病気のリスクを生み出すことも

薬物療法の 1 つであるホルモン療法は、内分泌療法とも呼ばれ、乳が

ん、子宮体がん、前立腺がんなど、ホルモン系のがんに行われます。

　主な副作用としては、ほてりやむくみ、めまい、頭痛、倦怠感など。男性の場合、性欲減退など、更年期症状のような副作用が出ることもあります。

　また、同じく薬物療法である抗がん剤は、がん細胞に作用するものですが、正常な細胞にもダメージを与えてしまいます。

　「分子標的薬[20]」といった、がん細胞だけを狙い撃ちする効果の高い薬剤が開発されているものの、副作用はゼロではありません。

　主な副作用としては、白血球減少によって感染症を起こしやすくなるほか、貧血、出血、吐き気、口内炎、下痢、味覚の変化、脱毛、皮膚の障害、爪の変化（割れ、はがれ）などの症状が現れます。

　心臓、腎臓、膀胱、肺や神経組織の細胞や生殖機能に影響を与えることも明らかになっています。

　がん治療の進歩は、がん患者の長期間生存を可能にしてきました。その一方で、抗がん剤による「心毒性」が、心機能障害を起こし、高血圧、不整脈、心不全などの心血管障害に至るリスクを深刻化させているという報告も多く寄せられています。

　つまり、抗がん剤治療を受けたがん患者は、**がんの再発リスクだけでなく、脳卒中、心疾患などのリスクも考慮すべき**だということです。

　さらに、生殖機能に影響を与えるということは、**妊孕性**（妊娠のしやすさ）の問題につながります。

　AYA世代（15歳〜39歳前後）のがん患者にとって、がんという病気を治すこと以外に**妊孕性温存[21]**についても考えておく必要があり、その身体的、経済的負担は決して軽いものではありません。

20　がん細胞の増殖や転移にかかわる特定の分子に作用する新しいタイプの薬剤。乳がん治療に用いられるハーセプチン（一般名トラスツズマブ）などがあるが、いずれも高額である。
21　若年のがん患者が、治療前に将来の妊娠のことを考慮して、卵子や受精卵、卵巣組織、精子等を凍結保存しておくこと。

副作用による辛さをガマンし過ぎる必要はない

　筆者は、これまで、さまざまながん患者と接してきましたが、治療の副作用のとらえ方は、まさに「個人差」というしかありません。副作用には、自分でわかるものと検査によってわかるものがあり、「副作用をほとんど感じない」という方もいらっしゃいます。

　ただし、日常生活を送るうえで何らかの支障をきたしていても、「がんになったのだから多少のことはガマンするしか仕方がない」と諦めている方も多いような気がします。

　しかし、対処法がないわけではなく、薬やリハビリ、運動、生活上の工夫、早い時期からの緩和ケア[22] の活用などによって、辛い症状を緩和させることもできます。

　実際に、抗がん剤治療を外来通院で受けることが主流になってきたのも「制吐剤」の開発・進歩によるところが大です。

　また、特に女性にとって、見た目を大きく左右する「脱毛」はダメージの大きい副作用であり、最近では、**アピアランス外来**[23] を設置する病院も増えてきました。民間保険のなかには、「外見ケア特約」を付帯できる商品も登場しています。

　そこで1つ新情報です。2019年3月27日、抗がん剤治療に伴う脱毛を抑えるのを目的にした装置が、国内で初めて医療機器として承認されました。頭皮を冷却することで、毛髪をつくる細胞が抗がん剤の影響を受けにくくなる効果が期待されています。

22　「病気に伴う心と体の痛みを和らげること」（厚生労働省緩和ケア推進検討会報告書）
23　アピアランスケアは、治療の副作用による「見た目・外見」などの問題や悩みを抱える患者への支援をいう。

Q10 食事や運動など、生活面で注意すべきことは？

退院後の生活で注意すべき点は、がんの部位やどのような治療を受けたか次第です。通常は、退院後1～3カ月で日常生活に戻れます。特に制限がなければ、バランスの良い食事と適度な運動によって、がん予防だけでなく、治療の効果も高まるでしょう。

通常は退院後1～3カ月で日常生活に戻れる

退院後の生活上の注意は、がんの部位やどのような治療を受けたかによっても変わってきます。

たとえば、胃を全摘した場合、食事の量や時間の調整が必要ですし、乳がんで、腋窩リンパ節郭清をした場合、腕や肩が動かしにくくなるので、予防のためにリハビリを継続するようにします。

また、抗がん剤治療をする場合、感染症予防のため、外出時にはマスクを着用し、人の多い場所への外出等は控えるなどの注意が必要です。

特に制限がなければ、自分の体調や気持ちと相談しながら、徐々に家事や育児、軽作業、運動などを増やし、バランスの良い食事や規則正しい生活を心がけます。仕事や日常生活に復帰することを念頭に置きつつ、体調や体力の回復に努めていきます。

重篤な後遺症が残っている、大手術をした、などの場合でない限り、通常は**退院後1～3カ月程度で日常生活が送れる**ようになるでしょう。

極端に食生活などを変えることは勧められない

とはいえ、がん患者が最もおそれているのは**がんの再発・転移**です。そのため「治療後にどのような生活を送れば、再発が予防できますか？」といった質問が、医療者に多く寄せられるといいます。

近年、患者数が増えているのは、大腸がん、前立腺がん、乳がんであることはすでに述べました。その原因として、動物性脂肪の摂取過剰など食生活やライフスタイルの変化などがあげられます（👍 **Q0**(P16)）。

そのため、脂肪、大豆製品・イソフラボン、乳製品、肉類の摂取が、乳がんの再発リスクと関連性が高いとして、これらをいっさい食べないという患者もいるほどです。

しかし、これに関してはまだ研究段階で、罹患後、ある特定の食品だけを食べる or 食べないなど、**積極的に食生活を変えることを推奨する研究結果は現時点でありません**[24]。

ただし、**乳がんの再発リスクと肥満**については明らかです[25]。診断後に肥満になった場合の死亡リスクが高いという研究報告はたくさんあります。ですから、乳がん患者は、医師から診察のたびに「太ってはいけない」といわれ、肥満防止のための適切な食生活と適度な運動を勧められるはずです。

ちなみに、翌日に疲れが残らない中等度の運動は、がん予防だけでなく、がん治療の改善にも有効だといわれています。

24　日本乳癌学会『患者さんのための乳がん診療ガイドライン2016年版』54頁（金原出版）／「Q54食生活と乳がん再発リスクとの間に関連性はありますか。」
25　日本乳癌学会『患者さんのための乳がん診療ガイドライン2016年版』54頁（金原出版）／「Q54－1肥満は乳がん再発リスクと関連がありますか。」

がん患者の罹患後の日常生活とは？

　よく「普通の日常生活に戻る」という表現をしますが、これは「罹患前とまったく同じ生活」ということではないと、筆者は考えています。

　罹患後は、がん自体あるいはがん治療に伴って、さまざまな身体的症状が起きるものです。また、日常生活に支障が出るほどの不安や抑うつ、イライラして落ち着かないなどの適応障害の症状が出る患者が10〜30％いるというデータもあります。

　このような状態では、罹患前とまったく同じというわけにはいかないでしょう。

　しかし、多くの患者は、罹患後の新しい生活がイメージできず、罹患前と同じ生活に戻ろうとします。それがむずかしいとなれば、思い悩む方も少なくありません。

　特に、就労に関しては、病状などから、元の職場に復帰できなかったり、希望の仕事ができなくなったりすることも考えられます。

　現時点で、できること・できないことを見極め、少しずつ、時間をかけて、**"新しい日常生活"を築いていくことが大切**です。

脳卒中はどのような病気なの？

 脳卒中とは、脳の血管に障害が起きることで全身に麻痺などの症状が現れます。後遺症が残る可能性が高く、急性期には死亡する危険も高い病気です。

脳卒中はどのようにして起きるのか？

　脳は、神経細胞の集まりで、身体のあらゆる機能を担当しています。脳は、心臓から拍出された新鮮な血液に含まれる栄養（主に酸素とブドウ糖）により元気に機能しています。ところが血管のなかの血液の流れが悪くなると、十分な栄養が供給されなくなるため、神経細胞は数時間で死んでしまうのです（「壊死」といいます）。

　脳は、全身に神経を通じて運動などの指示を出しています。したがって血液の流れが悪くなり、脳のある部分に血液が届かなくなった場合、そこで担当している身体への指示を出すことができなくなります。その結果、運動麻痺、言語障害などが突然起きてしまうのです。このため、寝たきりになる可能性もあり、患者のみならず、ご家族の人生や日常生活も大きく脅かす病気といえます。

脳卒中にはどのような種類がある？

　脳卒中には、脳の血管内が詰まり発症する**脳梗塞**、脳の血管が破れて発症する**脳出血**、**くも膜下出血**があります。

①脳梗塞

　血管内の詰まりが原因で発症するのが脳梗塞です。いちばん多いのは、身体の血管のどこかにできた血の塊である血栓が、脳血管に飛んできて詰まる場合です。また、首の頸動脈に動脈硬化が原因のプラークというふくらみができ、血管内を狭め、通り道がなくなって詰まることもあります。

　脳梗塞には、「ラクナ梗塞」「アテローム血栓脳梗塞」のほかに、心臓でつくられた血栓が脳へ運ばれ脳梗塞を引き起こす「心原性脳梗塞（脳塞栓症）」があります（厚生労働省「e−ヘルスネット」参考）。

②脳出血

　高血圧により、脳の細い血管がなかから押されて次第に変性してもろくなり、ついには破れて脳内に出血するものです。以前、日本人は出血によるものが多かったのですが、血圧のコントロール技術の進歩により減少しました。

③くも膜下出血

　脳動脈が枝分かれしている分岐点などに動脈瘤と呼ばれるこぶができ、やがて血圧で膨れたため、破れて出血することで発症します。脳は3層の膜（外から硬膜、くも膜、軟膜）に包まれています。このくも膜と軟膜の間には脳の主な動脈が多数あり、ここにできた脳動脈瘤が破れ、血液がくも膜の下に流れ込む状態を、くも膜下出血と呼びます。発症時には、「頭をまるでハンマーで殴られたかのよう」と表現されるような強い頭痛と吐気を感じます。なお、動脈瘤以外にも脳の血管異常で発症することもあります。

■**図表1-9　脳卒中の患者数**

	患者数（万人）	脳卒中全体での割合（％）
脳梗塞	78.6	70
脳出血	14.5	20
くも膜下出血	4.2	10

（出所）　厚生労働省「平成29年度患者調査」より筆者作成

④一過性脳虚血発作（TIA）

一過性脳虚血発作は、英語で表記すると「transient ichemic attack」のため、略してTIAと呼ばれています。これは、脳梗塞の警告症状です。血栓により、脳のある部分の血流が途絶えると、一時的ですが脳梗塞と同様な麻痺症状などが現れます。しかし、血栓が小さいと血流により消失してしまい、麻痺などの症状もなくなります。

このため治ったと誤解しがちですが、TIA経験者の20〜30％は、その後に本格的な脳梗塞を発症します。大変危険なサインです。

脳卒中の後遺症とは？

脳卒中は、後遺症が残る可能性が高い病気です。たとえば、失語症などの言語障害、嚥下障害、片側の手足に麻痺が残る運動障害、視野障害、高次脳機能障害などが主な後遺症です。ただし、リハビリテーション（以下、リハビリ）によって能力を引き出し、後遺症を軽減させることもできます（👍 **Q17**(P64)）。

なお、高次脳機能障害とは、記憶力の低下や注意力の低下などのことで、一見してわかりづらいという特徴があります。

脳卒中の危険因子は何？
予防のためにできることとは？

脳梗塞の要因として動脈硬化があります。脳梗塞の危険因子となる病気は、高血圧、糖尿病、脂質異常症、心房細動などですが、これらの多くは動脈硬化の危険因子でもあります。危険因子はたくさんありますから、上手に管理して動脈硬化の進行を防ぐことが大切です。

ここでは、筆者が経験した日本人にいちばん多い脳梗塞の危険因子と予防についてお話しします。

危険因子①「高血圧」

　血圧が高い状態が続くと、血管壁が傷ついて厚くなり、やがて、血管が固くなり動脈硬化が進みます。血圧を下げることでリスクは減少します。

危険因子②「糖尿病」

　血糖値の高い状態が続く病気で、高血糖の影響で動脈硬化が促進され、血管の壁が傷ついてもろくなります。

　糖尿病のある人は、ない人と比べて2倍～4倍も脳梗塞になりやすいといわれています。

危険因子③「脂質異常症」

　血中のコレステロールのうちLDL（悪玉）コレステロールが増えると、血管壁のなかにおかゆの塊のようなプラークができます。血管内でこのプラークが破綻すると、この被害を修復するために、血栓ができて、その結果血管が狭まり詰まってしまうのです。さらに、その血栓が剥がれることもあり、血液中を流れ出た血栓が、その先にある血管を詰まらせることもあります。

危険因子④「心房細動」

　心拍が乱れることを不整脈といいます（👍 **Q19**(P70)）。電気生理的な異常により心房細動が発生し、心臓の心房がけいれんしたように収縮する状態です。この時は心房がうまく動かないため、血液が心房内にとどまり、血栓ができやすくなります。この血栓が流れ出て脳に届き、血管で詰まってできるのが脳梗塞です。心房細動は高齢になるほど発症するため、心電図検査を毎年受けて管理することが大切です。

危険因子⑤「その他」

　喫煙は動脈硬化を進行させます。多量飲酒は血圧をあげ、リスクを高めます。肥満も動脈硬化を進行させるため危険因子の１つです。

　これらの危険因子は、複合的に身体をまさに「危険な身体」に変化させていきます。身に付いてしまった生活習慣はなかなか変えられませんが、生活習慣病はしっかりとした信念をもって変えていく必要があります。これが脳卒中を予防するために重要なことです。

脳卒中の予兆の早期発見のために
できることとは？

脳卒中は、予防と予兆の早期発見が大切だといわれており、脳卒中の危険因子を複数もつ方などには、脳卒中の予兆の早期発見のために脳ドックが勧められます。脳ドックでは、MRI検査や頸動脈エコー検査などの調査を行い、画像診断によって、病変の有無や、脳や首の血管の状態などを診ます。脳卒中の発症につながる要因が見つかれば、危険因子改善のための対策をしていくことになります。

脳ドックはどんな人にお勧め？　どのようなことがわかる？

脳ドックは、脳卒中の危険因子（ 👍 **Q12**(P52)）を多くもっている方であれば、まずお勧めします。特に、中高年で高血圧などの危険因子を複数おもちの方は検査しておいたほうが良いでしょう。

Q12であげた危険因子の確認は、メタボリックシンドローム健診などでも可能です。ただし脳ドックのMRI検査の場合、頭部の病変の有無を調べ、未発症の脳血管疾患を発見することができます。また、症状のない脳梗塞（無症候性脳梗塞）や血管の動脈硬化などのほか、くも膜下出血の原因となる脳動脈瘤が見つかることもあります。

さらに、頸動脈エコー検査では、首の頸動脈の動脈硬化の状態、進行程度もわかり、脳梗塞の発症危険度も確認できます。

もし何か見つかったらどのような治療をする？

動脈硬化が進んでいることが判明した場合や無症候性脳梗塞が見つかった場合、その多くは経過観察になります。つまり、危険因子の改善のために、食生活を含めた生活改善に取り組むことになるわけです。

心電図検査も行いますので、この検査で心房細動があることがわかれば、心房細動に対する治療と原因に対する治療が行われます。主な治療は**服薬**や**カテーテル治療**です。なお、脳動脈瘤が見つかった場合には、動脈瘤の大きさ、位置などで経過観察になるケースと、くも膜下出血を予防するための外科的治療を行うケースがあります。

COLUMN　筆者の経験 〜脳ドックは再発予防にも役立つ〜

筆者は2004年 9 月に脳梗塞になりましたが、実はその 3 年前に脳ドックを受けていました。この時の指摘は小さな白質病変（脳血管に動脈硬化がある証拠）で当面大丈夫だという診断でした。

ところがその 3 年後に発症。この時救急車で入院した病院が、この脳ドックの病院とたまたま同じだったのです。

脳梗塞になって 1 カ月後ぐらいになって主治医から、「あなたは 3 年前に当院で脳ドックを受けていたから、良かったよ」といわれ私はびっくり。完全に忘れていました。先生から「3 年前と発症時の脳と頸動脈を比較して 1 カ所大きな変化がありました。ここが原因です。原因究明は再発予防のためにとても大事ですから、これで退院後の対策を立てやすくなります」と告げられて納得しました。

原因は、頸動脈にできて 3 年間で大きくなったプラーク（おかゆのかたまりのようなもの）でした。その後も毎年このプラークの状態を監視し再発予防しています。私の場合、脳ドックは再発予防に一役買ってくれました。

もしこの 3 年の間にもう一度脳ドックを受けていたら、早期に発見ができて発症を食い止められたかもしれないとも思っていますが、再発予防に役立ったので、脳ドックを受けておいて良かったと思っています。

こんな症状はすぐに病院へ
（脳卒中かもしれない症状とは？）

脳卒中は、前兆なくある日突然起こります。しかしありがちなのは、この時、ほとんどの方は初体験ですからようすをみてしまうことです。また、患者本人は気づかず、家族や周りの方が異変に気づくこともあります。この時の判断、行動でそれから先の生活が一変しますので、主な症状についてよく理解しておきましょう。

脳梗塞の症状は？

よく知られているのは、身体の片側が動かなくなる症状です。これは、脳出血でも同じ症状が出ます。まったく別の病気かもしれませんが、通常これらの症状が突然起こったならば、脳の血管に何らかの障害が起きた可能性が高いといえるでしょう。以下は、主な脳梗塞の症状です。

①**運動障害**

　半身が麻痺して身体の片側に力が入らない。

②**感覚障害**

　身体の左右どちらかの感覚が鈍くなった、しびれている。

③**言語障害**

　舌が麻痺してろれつが回らなくなる。また、言語中枢に障害があると言葉が出にくい、他人の言葉が理解できないなどの症状が出る。

④**視野障害**

　視野の片側が欠けてみえる。物が二重にみえる。

⑤平衡機能障害

　小脳が障害されるとめまい、ふらつきなどでまっすぐ歩けない状態になることがある。

　これらの症状が出た場合に、多くの方は「自分だけは大丈夫」「疲れのせいだ」「寝てれば治る」「少し収まってからお医者さんに行こう」と先送りにしがちです。また、だれしもあなたは病気ですなどといわれたくないでしょう。しかし、脳卒中・脳梗塞は 1 分 1 秒を争う病気です。少しでも早く治療を開始することで後遺症の程度が変わります。突然これらの症状が出たら、マイカー、タクシーで病院に向かうことは絶対にやめて、すぐに救急車を呼びましょう。

頭痛は脳卒中と関係ある？

　意外に感じられるかもしれませんが、統計上、脳梗塞を発症した **9 割の方に頭痛は起きていません**[26]。

　なお、脳卒中のなかで激しい頭痛が起きるのは、くも膜下出血です。この場合も、すぐに救急車を呼ぶことです。

脳卒中の起こりやすい時期はいつ？

　脳卒中は一年中発症しうるものですが、特に脳梗塞は 6 月頃から急に増えます。これは、気温が上昇し発汗が多くなったため、水分補給をしないと血液が濃くなり、血栓ができやすくなるからです。脳出血は夏に比べ冬に多く、原因として、寒暖差が血管に負担をかけるためといわれています。

　また、脳梗塞・脳出血とも朝に発症することが多く、これは早朝高血圧が関連しているといわれています。筆者も早朝に発症しました。

26　脳梗塞発症時の症状として頭痛があったのは3.5％という統計がある（Kimura K, Kazui S, Minematsu K, Yamaguchi T, for the Japan Multicenter Stroke Investigators' Collaboration（J-MUSIC）: Analysis of 16,922 patients with acute ischemic stroke and transient ischemic attack in Japan. Cerebrovasc Dis, 18: 47-56, 2004.）

どのような治療法があるの？

脳卒中には、発症時（急性期）の治療と再発予防の治療があります。ここでは、まず患者数が多い脳梗塞の急性期治療からお話ししましょう。

「脳梗塞」の治療法は？

脳梗塞発症後、梗塞ができた神経細胞は壊死してしまいます。半身に麻痺などが起きるのはこのためです。この壊死した細胞周辺にも梗塞が広がり、被害が大きくなると、ますます麻痺の範囲は大きくなります。

ただし、その周辺の神経細胞のなかには、壊死を免れたひん死の細胞があり、これを「ペナンブラ」と呼びます。この回復可能な「ペナンブラ」を救うことが、脳梗塞の急性期治療の目的です。脳梗塞急性期治療として、主に以下の2つの方法があります。

①血栓溶解療法（t-PA）

血管内にある血栓を溶かして血流を再開させる治療法です。t-PA（一般名アルテプラーゼ）という薬剤を静脈注射します。

この治療法には1つ大きな制限があります。2020年2月現在、適用できるのは、**脳梗塞の発症時間がわかっている場合**で、かつ**発症時間から4時間半以内**です。4時間半を過ぎると、出血リスクが高まるため使用できません。

ですから、おかしいなと感じたらすぐに病院に向かってほしいのです。しかし、現在この治療を受けている患者は、脳梗塞発症者全体の約5％（推

定）にすぎません。これは、様子見をしている、または重大な事態とは気づかず、すぐに救急車を呼ばないで 4 時間半を超えてしまっていることが多いためと考えられます。血栓溶解療法（t-PA）は約30万円で、公的医療保険適用の対象です。

②血栓回収療法（血管内治療）

　太ももの付け根から脳血管までカテーテル（医療用の柔らかい管のこと）を送り込み、ワイヤーを使って血管内から血栓を引きずり出すことで血流を再開させる治療法です。病院によっては、血栓溶解療法と血栓回収療法を併用して治療を行い、後遺症の軽減を図っています。

「脳出血」の治療法は？

　脳出血は高血圧が原因であることが多く、患者を安静にして降圧薬を点滴する治療を行います[27]。

「くも膜下出血」の治療法は？

　動脈瘤の破裂により発症していることが多く、この場合は動脈瘤の再破裂を防ぐため、開頭による外科的治療か血管内治療を行います。

　ⅰ）クリッピング法（開頭手術）：頭の骨を開けて、出血した動脈瘤を金属のクリップで挟み込みます。

　ⅱ）コイル塞栓術法（血管内治療）[28]：太ももの付け根からカテーテル（直径 2 ミリ前後）を挿入し、そのなかに直径0.5ミリのマイクロカテーテルを通して脳の病巣に進めます（図表 1 -10②）。動脈瘤に到達したら、コイルを瘤のなかに詰める（③）と動脈瘤内に血栓ができて自然

27　正門由久・高木誠 編著『脳卒中 基礎知識から最新リハビリテーションまで』（医歯薬出版）136頁〔淺田英穂〕

28　国立循環器病研究センター病院「脳血管内治療」（ウェブサイト）

に固まります（④）。

これらの治療により動脈瘤は破裂しなくなります。

■図表 1 -10　脳動脈瘤コイル塞栓術の一例

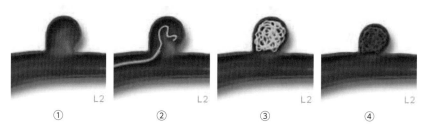

①　　　　　　　②　　　　　　　③　　　　　　　④

（出所）　国立循環器病研究センター病院「脳血管内治療」（ウェブサイト）
　　　　http://www.ncvc.go.jp/hospital/pub/knowledge/treatment/emboli.html

■図表 1 -11　脳血管内治療（塞栓術）

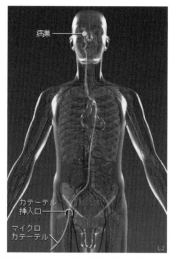

（出所）　国立循環器病研究センター病院「脳血管内治療」（ウェブサイト）
　　　　http://www.ncvc.go.jp/hospital/pub/knowledge/treatment/emboli.html

脳卒中は 1 分 1 秒を争う
――病院選びの前に ACT-FAST

脳卒中は 1 分 1 秒を争う病気です。発症すれば、のんき
に医師や病院を探して選んでいる余裕はありません。です
から、いざその時にどのように対応するのか、あらかじめ
考えて準備しておくことが大切です。

「ACT-FAST」とは？

　米国脳卒中協会は、「F.A.S.T」の警告を見逃さないことで命を救えると
して、脳卒中を疑うための 3 つのテストを推奨しています。「F.A.S.T」
は、「Face Drooping」「Arm Weakness」「Speech」「Time to Call
9 - 1 - 1 （日本では119)」の頭文字をとったものです。

　次の 3 つのチェックを定期的に行い、脳卒中が疑われる症状をキャッチ
する習慣をつけましょう。

顔（Face)

　「イー」といってみて顔の表情が左右非対称になっていないかどうか
チェックします。

腕（Arm)

　立ち上がり両目を閉じて両手の手のひらを上にして、手を前に伸ばした
ままで約 5 秒間待ちます。この状態で片方の腕が下がったり、片方の手
が内側に向いたりしたら、脳に異常があると考えられます。

言葉（Speech)

　たとえば、「太郎が花子にりんごをあげた」というのを他人に聞いても

らい、ろれつが回らないような言い方だと感じたら、異常があるとみてよいでしょう。

　これら３つのチェックをして１つでも当てはまる時には、ためらわず救急車を呼びましょう。マイカー利用は避けてすぐに救急通報してください。これは時間（Time）との勝負です。これらの行動の全体を「ACT-FAST」と呼んでいます。

　このように、脳卒中は突然起きる病気ですから、発症時に医師を選ぶことはできません。ベストな行動は、とにかく一秒でも早く救急車を呼ぶことです。

　脳卒中・循環器病対策基本法が2019年12月に施行され、診療体制は拡充される予定です（👍（P７））。今後はよりいっそう、救急隊が発症した患者の状態をきちんと把握し、的確に病院に搬送してくれるでしょう。急性期はACT-FASTで早期に対応し、後は病院にお任せすることになります。

いざという時に思い浮かばない!?　救急通報は119

　救急車を呼ぶために119番通報します。当たり前と思われる方が多いと思います。しかし平常時にはこの番号を思い出せても、家族が目の前で突然倒れた時や苦しみだしたときには気が動転してこの番号が思い出せないことがあります。

　"きゅう"きゅうしゃを呼ぶから、119を忘れて991、910など「9」から電話されることがあるのです。

　脳卒中を発症しているなら、この間にも、脳の神経細胞はかなりのスピードで壊れていきます。

　【救急は119】など部屋に掲示しておけば、いざという時に助かります。備えあれば憂いなしです。

リハビリってどのようなことをするの？

リハビリは単なる筋トレではなく、脳卒中治療の大きな柱です。後遺症を軽減させる治療も増えています。また、リハビリは早期に始めることで、その後の回復につながるため発症後48時間以内に開始することが理想です。

脳卒中の「リハビリ」とは？

　発症後１カ月までを「急性期」と呼び、入院直後はまず理学療法士（PT）によるベッドで身体を動かす訓練を行い、運動麻痺回復促進の訓練を始めます。これで離床ができるようになると、次は歩行訓練です。最近は、ロボットに補助されて歩くリハビリも行われています。

　これら急性期からのリハビリは、早く始めることで運動麻痺の回復に高い効果を上げることができます。

　３カ月を過ぎると、血流が途絶え壊死したことで障害が生じた脳について、無事な部分、つまり障害がない脳の部分で補うための訓練が行われます。

　この時に、集中的に麻痺している身体をできるだけ動かすことで、脳は回復を早めるのです。この時期は、単なる運動訓練だけではなく、指先で小さいものをつかんだり、着替えをしたり、料理など課題をもった訓練を行うことで脳を活性化させます。

　さらに、自宅復帰を意識してもらうため、日常生活に必要な動作などを訓練します。食事、シャツを着る、ズボンをはくなどの着替え、排泄、入浴な

どを行います。このなかでは、麻痺した側の手や指なども積極的に動かす工夫が大事です。たとえば、部屋の電気スイッチを麻痺した手や指で押したり、テレビリモコンを同じく麻痺した手指で操作する。これらに挑戦することで、以前できていたことが、再びできるようになります。

　すると、患者の達成感が生まれ、次は何をやろうかな、と意欲が生まれてきます。そして患者は次のステップに進んでいくのです。ご家族も、この生活関連動作のリハビリは、ぜひとも協力してあげてください。

　このほかに嚥下障害や高次脳機能障害などの**後遺症のリハビリ**も大切です。脳梗塞には、食べ物や飲み物をうまく飲み込めなくなるという嚥下障害が残ることがあります。患者が飲み込みやすいように、食べ物をゼリー状にするリハビリも行われています。

　また、高次脳機能障害は思考、認知、感情、失語症などの脳機能障害です。これらは、改善されないと社会生活がむずかしくなることもありますので、担当医と打ち合わせて「言語聴覚療法」などを行います。ご家族も焦らず、協力していただくことが大切です。

リハビリはなぜ行うのか？

　脳梗塞では、血流が途絶えて酵素や栄養分が来なくなった神経細胞が壊死することで、担当している身体の機能への神経指示が出せなくなり、麻痺などが起こります。壊死した細胞は元に戻りません。

　この壊死したエリアを仮にAと呼ぶと、Aの細胞部分で担当していた神経指示は回復できないため、脳のA以外の部分にAで担当していた身体の動作の指示を教え込むことで、再度神経指示を出せるようになるのです。これを行うのがリハビリです。脳の8割は使われていないといいますが、Aで行っていたことをこの空いている8割のエリアに教え込むのです。このためには、Aで行っていた「手を動かす、足を動かす」などと同じ動作を理学療法士が患者に行い、脳のA以外が学び、体得することで回復するのです。リハ

ビリは早ければ早いほど効果が得られます。

　また、いちばん大切なのは、患者や家族がこのリハビリの意義を理解することです。なぜ行うのか理解せず行えば、被害者意識が生まれます。そうすると、「病院にいわれるからやむなくリハビリをやらされている」という気持ちがわいてきます。医療従事者の方々には、患者へ「このリハビリをなぜ行うのか」について、ぜひとも伝えていただきたいです[29]。

「日常生活そのものがリハビリ」の意味

　このように、麻痺が起き、上手に動かなかった身体の部分も、リハビリを続けることでやがて動き始めてきます。そうなると、患者もさらにやる気が出るのです。ここで肝心なのは、リハビリは病院などだけで行うものではないということです。つまり、日常生活そのものがリハビリなのです。

　たとえば、「出かけるときに靴ひもを結ぶ」ことが先ほど壊死したAのエリアで担当していたとすると、脳梗塞発症後できなくなります。病院では靴ひもを結ぶ機会はあまりないでしょうから、退院後自宅でできないことに気づきます。でも、すぐにはうまく結べません。それをみかねた家族は、手伝ってあげようとしてしまうのが普通です。しかしこれは絶対にしてはいけません。患者が、靴の結び方を新たに脳に教え込むことで、また結べるようになるからです。

　脳卒中などで患者は、身体半分が2歳児ぐらいに戻ってしまいます。厳しい言い方をすると、人生もう一度やり直しです。筆者も退院後に社会に戻り、以前は、できたのにできなくなったことが、多くあると気づきました。これが、まさに生活そのものがリハビリという意味なのです。

　これを家族が、できないから可哀想といって手伝うと、いつまでも回復し

29　正門由久・高木誠 編著『脳卒中 基礎知識から最新リハビリテーションまで』(医歯薬出版) 67頁〔川勝弘之〕

ません。患者本人もやりたいと思っていることを、遮ってはいけないのです。この病気の特殊性はここにあります。このリハビリの意義を理解していただくために、もっと脳卒中に対する市民啓発が必要だと思っています。

患者に合ったリハビリを選択する

　急性期の後の症状が落ち着く「回復期」では、病院・病棟を退院後も、機能向上のためにリハビリを続けることが大切です。

　退院後のリハビリは、まずは施設で長期療養しながら行う場合があります。継続して医療が必要な方は、回復期を過ぎても治療が受けられる療養病床をもつ病院がお勧めです。また、健康状態が安定し治療の必要がない患者は、介護老人保健施設が良いでしょう。

　自宅での療養を希望される方は、在宅療養のサービスを利用します。これには、施設に通う通所サービスとリハビリの専門職に自宅訪問してもらう訪問サービスがあります。いずれを選択するかはケアマネジャーとも相談して決めていくことになります。

　通所サービスはこんな方にお勧めです。

・リハビリ環境がしっかりしているところに行きたい
・通所することで外出ができ、同じ後遺症の方と知り合いたい
・家族の介護時間を減らしたい

　訪問サービスはこんな方にお勧めです。

・後遺症が重く、また体力低下があるため通所が困難
・他人との接触をあまりしたくない
・自宅での生活を早く取り戻したい

自宅での生活に向けての準備

　退院後に自宅で過ごすにあたり、病気前とは異なる動作であることなどを

考えておかねばなりません。病院によっては、自宅の部屋などの配置図を家族と一緒に確認して、動線のチェックや手すり設置のアドバイスなどを行ってくれるところもあります。家族は、病院スタッフから患者の病状の把握を行い、自宅でどのような生活を行うかをイメージして、そのために何が必要なのかを考えます。

　また多くの場合、公的介護保険を利用しますが、認定まで申請後約1カ月かかることを考慮して、早めに病院と相談しておくようにしましょう。

　特に、自宅に手すりを付けたり、階段をスロープにしたりするなど改修が必要なケースは多いようです。公的介護保険を利用すれば、かかった住宅改修費用の1割〜3割の利用者負担でリフォームすることができます。上限は要介護者・要支援者1人につき20万円までです（👍 **Q43**(P151)）。

　これらの自宅改修は、退院前から病院のソーシャルワーカー、理学療法士などと打ち合わせを行い、可能であれば退院までに改修を完成させておくことをお勧めします。筆者の経験上、帰宅してまず感じたことは、足元に荷物が多いこと、そして少しの段差が歩く時の障害になることでした。

再発予防のためにすることは？

 脳卒中は再発しやすい病気です。このうち脳梗塞は、10年間で50％と２人に１人が再発しています[30]。これは脳梗塞を起こした人が、血栓のできやすい体質になっているからです。再発すると障害を受ける脳の部分が広くなるため、後遺症がさらに重くなり、患者、家族の生活の質や気持ちも落ち込みます。このため、再発予防は重要です。

再発予防のための「内科的治療」とは？

　脳梗塞は、血栓が原因の病気ですから、血栓をできにくくする飲み薬を服用します。これが「抗血栓療法」です[31]。主な治療方法として、**抗血小板療法**と**抗凝固治療**があります。脳梗塞発症時のタイプによって、薬を選択します。

　ラクナ梗塞やアテローム血栓性梗塞を起こした方は、動脈硬化が進んで血栓ができることが多いため、抗血小板薬が使われるのが一般的です（抗血小板療法）。薬の一般名称としてはアスピリン、シロスタゾール、クロピドグレルなどがあり、それぞれに、特徴や副作用がありますので医師が判断します。

30　Hata J, et al: Ten year recurrence after first ever stroke in a Japanese community: the Hisayama study. J Neurol Neurosurg Psychiatry 2005; 76: 368-72.

31　公益財団法人循環器病研究振興財団『知っておきたい循環器病あれこれ⑱ 脳卒中の再発を防ぐ』（ウェブサイト）

　また、心臓が原因の心原性脳塞栓症を起こした方は、心房内で血栓ができやすくなっていますので、抗凝固薬を使用します（抗凝固療法）。以前から使われてきたワルファリン（ワーファリン）のほか、NOAC（ノアック）と呼ばれる新しいタイプ薬が4種類開発されています（2020年1月現在）。メリット・デメリットがありますので、いずれにするかは、医師が患者ごとに判断して薬を決めます。使いやすい面も多い反面、ワルファリンに比べて薬価が高いのが難点です。

再発予防のための「外科的治療」とは？

　内科的治療だけでは不十分と判断される患者に対して、再発予防として外科的治療を行うことがあります。たとえば、動脈硬化が進行している場合、頸動脈が狭まっていることがあり（狭窄）、「頸動脈内膜剥離術」という手術を行います。

　また、心原性脳塞栓症の原因となる心房細動がある患者には、心臓内部にカテーテルを送り込み、心房内の異常な部分を電気的に灼く治療を行うこともあります（高周波カテーテルアブレーション）。

　これら以外にも、脳全体の血液の量を増やすためのバイパス手術など、外科的治療は日進月歩で開発されています。なお、これらの外科的治療がうまくいくと、内科的治療の服薬が不要あるいは減少することも可能です。つまり、患者、家族にとって日常の生活面、金銭面の負担の軽減につながります。

いちばん大切なのは生活習慣病のコントロール

　再発予防のためには、危険因子の高血圧、糖尿病、脂質異常症といった生活習慣病を改善していく必要があります。具体的には、食生活を改善し、運動に取り組み、必要に応じて降圧剤など薬も服用しながら、身体全体のバランスの改善を行うことが再発予防につながります。

Q19　心疾患はどのような病気なの？

「心疾患」とは、心臓に関する病気の総称です。さまざまな病気がありますが、死因で多いのは、「心不全」「急性心筋梗塞」です。患者数では、「心不全」「不整脈」「狭心症」の順に多くなっています。ここでは、主な心疾患について説明します。

「虚血性心疾患（急性心筋梗塞、狭心症）」とは？

心臓の筋肉（心筋）は休むことなく拡張・収縮を繰り返し、全身に血液を送り続けています。この心筋に酸素・栄養を与えている血管が、心臓を取り巻くように存在する冠動脈です。

この冠動脈が狭窄し心筋に血液が十分供給できず、短時間の症状が出たものが**狭心症**です。また、冠動脈が完全に閉塞して心筋が壊死したものが**心筋梗塞**で、狭心症と心筋梗塞の2つを総称し**虚血性心疾患**と呼びます。

「不整脈」は電気系統の故障？

心臓は、血液を身体中に送り続ける強靭な筋肉からできていて、その筋肉にかすかな電気が流れて興奮し、生涯にわたって動く仕組みになっています。電気の刺激は発電所に当たる洞結節でつくられ、心房、房室結節を通して心室へ伝わります。心室では刺激は左右に分配され、左伝導路（左脚）は左心室、右伝導路（右脚）は右心室を刺激し筋肉を収縮させます。

　また、脈とは、心臓から押し出される血液の拍動が血管に伝わって感じられるものです。そのため、心臓のリズムに異常が起きれば脈は乱れます。何らかの原因で、心臓の電気の流れが異常になったものが**不整脈**です。

さまざまな病気につながる「心不全」とは？

　心臓のポンプ機能が低下して身体に十分な血液を送り出せなくなった状態をいいます。急性心筋梗塞がきっかけで心不全になるなど、**心不全は、さまざまな心臓の病気につながります。**

■図表 1 -12　死因別性別死亡数

（単位：人）

死因	総数	男性	女性
心不全	80,817	31,300	49,517
急性心筋梗塞	34,950	19,975	14,975
その他の虚血性心疾患	34,907	20,500	14,407
不整脈及び伝導障害	30,148	14,521	15,627

（出所）　厚生労働省「平成29年人口動態統計」

■図表 1 -13　推計患者数

（単位：人）

傷病	総数	男性	女性
心不全	59,700	23,500	36,200
急性心筋梗塞	7,300	5,100	2,200
狭心症	48,500	27,500	21,000
陳旧性心筋梗塞	9,400	7,200	2,200
その他の虚血性心疾患	4,400	2,500	1,900
不整脈及び伝導障害	49,900	26,400	23,400

（出所）　厚生労働省「平成29年患者調査」

どのような検査でわかるの？

まずは、勤務先や市区町村の定期健診を毎年受診することです。心疾患の予防や早期発見につながります。定期健診で異常が見つかった場合や自覚症状がある場合は、循環器内科を受診しましょう。循環器とは、心臓や血管のことです。

定期健診ではどのような検査がある？

　勤務先や市区町村で定期的に行われている定期健診の検査内容は、施設やコースによってさまざまです。主な検査として次のようなものがあげられます。

（1）心電図検査

　心筋が全身に血液を循環させるために収縮を繰り返すとき、発生する電流を波形として記録します。この波形が乱れる不整脈の発見に有効な検査です。その他、心肥大や心虚血のスクリーニングに有用です。

（2）血液検査

　虚血性心疾患（心筋梗塞・狭心症）の危険因子である脂質異常症や糖尿病を見つけることができます。

　通常の定期健診内の血液検査では実施しませんが、心筋梗塞を発見できる血液検査もあります。トロポニンTという心筋マーカーを調べることで心筋障害の早期診断が可能です。ほかにも、BNPという指標を調べる心不全のスクリーニング検査もあります。

　BNPとは、心臓を守るため心臓（特に心室）から分泌されるホルモンで

す。心臓の機能が低下して負担が大きいほど多く分泌され、数値が高くなるという特徴があり、まさに心臓の元気度をはかる検査といえます。

心疾患を調べる画像検査とは？

（1）心臓CT検査

特殊なCT検査であるマルチスライスCTを撮影検査することにより、立体画像で心臓のようすがわかります。身体にX線を照射し、撮影した体内の画像をコンピュータを使って立体的にみたり、血管の状態をみたりすることで心臓の働きを調べます。約15分で終わるなど、カテーテル検査に比べ、患者の身体的負担を大幅に軽減でき、検査費用も安価です（３割負担で約１万円）。

（2）カテーテル検査

虚血性心疾患（心筋梗塞・狭心症）の場合、画像検査をしなければ、冠動脈のどこに詰まりや狭窄があるのかわかりません。

冠動脈からカテーテル（細い管）を通して造影剤を注入し、冠動脈を撮影する検査です。一般的に入院して行われます（👍 **Q22**(P76)）。

定期健診で異常が見つからなくても……

筆者は急性心筋梗塞を発症しましたが、発症前過去10年間の定期健診の結果を主治医に診てもらったところ、予兆がほとんどなかったことが判明しました。**定期健診の結果に異常がなくても油断は禁物です。**

一方、定期健診の心電図検査で異常が見つかり、早期に冠動脈の狭窄を発見して助かった方も筆者の周りにいます。

定期健診も万能ではありませんが、他の病気と同じく定期的な検査は、心疾患の予防や早期発見の有効な手段の１つです。

どのような予防法があるの？

「心疾患」の予防は生活習慣の見直しからといわれています。特に、虚血性心疾患（心筋梗塞・狭心症）の原因は「動脈硬化」であり、この動脈硬化の予防が重要です。動脈硬化の危険因子は、高血圧、脂質異常症、糖尿病、喫煙などです。

　虚血性心疾患の危険因子は、喫煙・LDLコレステロールの高値、高血圧、メタボリックシンドロームなどです[32]。

　主な心疾患の予防として、次のようなものがあげられます。

「禁煙」は三大疾病すべてにつながる予防

　たばこには、有害物質が多数含まれています。たとえば、ニコチンは血圧を上昇させ心拍数も増加させます。たばこに含まれる一酸化炭素は赤血球のヘモグロビンと結合し酸素の運搬を妨げます。

　たばこは、がんを発症させる危険因子でもあります（👍 **Q3**(P25)）。**禁煙は、三大疾病すべての予防につながります。**

食生活によって「高血圧」を予防するには？

　高血圧の診断基準は、上が140以上または下が90以上で、一般的に高齢になると、高血圧の人の割合は増えていきます。

　塩分を控えることは、高血圧の予防につながります。ラーメンのスープを飲み干さない、醤油をかけすぎないなど、**すぐに実行できることから始めてみましょう。**

食生活によって「脂質異常症」を予防するには？

　脂質異常症とは、血液中の脂肪分（コレステロールや中性脂肪）が多すぎる、あるいは少なすぎる状態です。

　動物性脂肪を控え、魚や植物性脂に変えることで、LDL（悪玉）コレステロールを下げる効果があるといわれています。肉の脂、バター、生クリームなどを控えめにしましょう。

　また、野菜・食物繊維を積極的にとることも、LDL（悪玉）コレステロールを下げる効果があるといわれています。ビタミン類は血管を守る作用がありますし、食物繊維は脂肪や糖の吸収を抑える働きをもっています。

　このほかにも、運動不足やストレスもリスクを高めるといわれています[33]。適度な運動を心がけ、ストレスをなるべく避けて生活することも大切です。

COLUMN　心筋梗塞に前兆はある？

　心筋梗塞は、胸痛などの前兆がまったくないまま発症する人が約３分の１、数日あるいは数時間前から胸痛を繰り返し、発症する人が約３分の２といわれています。なお、胸痛といっても、人によって感じ方に違いがあり、刺すような痛み、圧迫されるような痛み重苦しさなどさまざまです。

32　厚生労働省「e−ヘルスネット」（ウェブサイト）
33　厚生労働省「e−ヘルスネット」（ウェブサイト）

Q22 どのような治療法があるの？

「心疾患」の治療法には、薬物療法、カテーテル治療、外科手術の３つがあります。ここでは、筆者が経験した虚血性心疾患（心筋梗塞・狭心症）における治療法をご紹介しましょう。

「薬物療法」とは？

　虚血性心疾患の薬物療法としては、発症を予防する薬と症状を鎮める薬があります。安定した狭心症で冠動脈の狭窄が軽度なら、薬物で発作を抑えながら治療するケースもあります。発作時に飲む薬はニトログリセリンなどの硝酸薬です。血管拡張作用があるので、痛みをとるのに有効です。

　筆者の場合、急性心筋梗塞を発症した後、薬物療法は退院後の再発予防として受けています。**アスピリン**という血栓を防ぐ薬の服用が中心ですが、**生きている間ずっと薬物療法が続く**と主治医からいわれています。

外科手術より負担が軽い「カテーテル治療」とは？

　「カテーテル」とは、医療用の細い管のことです。足の付け根、肘か手首のいずれかの部位に局所麻酔をして、切開しカテーテルを動脈へ刺入し冠動脈へ入れます。

　カテーテル治療が、造影剤を入れるだけのカテーテル検査と異なるのは、先端にはバルーンという風船のような装置が付いていて、バルーンを膨らま

せ、狭くなっている血管を広げる点です。

　筆者の場合は、さらにステントと呼ばれる網状の金属をはめこむ「ステント留置術」を受けました。このステントが血管を内側から支えることで再狭窄のリスクを下げています。また、ステントを入れても再狭窄があるので、最近はステントから特殊な薬剤が溶融して再狭窄しないように工夫されています。

　カテーテルやバルーンは、治療後に体外へ取り出しますが、**ステントは血管内に留置されます。**

　開胸しないので、身体への負担は外科手術より小さいといわれています。

「外科手術」とは？

　冠動脈狭窄の部位や冠動脈の複数箇所に狭窄がみられる場合など、条件によっては、カテーテル治療がむずかしいケースもあります。そこで、外科手術としては、一般にバイパス手術が実施されています。血液の迂回路をつくり十分な血液を確保するための手術です。迂回路用の血管は患者自身の血管から採取します。それらを大動脈と冠動脈の間につなげてバイパスをつくるわけです。

　バイパス手術は、一時的に心臓を止めて人工心肺装置を使う「オンポンプ手術」と、心臓が動いている状態で行う「オフポンプ手術」の２つがあります。

　オフポンプ手術は、1990年代半ば以降から急速に症例数が増加してきました。オフポンプ手術は、人工心肺装置を使わないため、出血が少なく炎症反応、免疫能力の低下もありません。何より術後体力の回復が早いため、早期離床、早期退院が可能な低侵襲の心臓手術です。今後は、バイパス手術の標準術式としてさらに普及するといわれています。

医師、病院選びはどうすれば良いの？

心疾患の治療は、緊急を要する場合も多いため、発症後に病院を選ぶ時間はありません。ちなみに、筆者も夜間に急性心筋梗塞を発症し、救急車を呼び自宅管内の（救急隊員いわく）心疾患の治療に強い救急病院に搬送されました。

自宅近隣の救急病院の場所を把握しておく

一般的に、発症から死亡まで24時間以内の突然死の6割以上が、急性心筋梗塞や狭心症などの心疾患で占められているなど、心疾患は、急に発症する可能性が高い病気です。そのため、発症後に病院を選ぶ時間はないのがほとんどです。

筆者の場合も、救急車で搬送されましたが、病院の場所を知らなかったため、救急車の車内であと何分位で病院に到着するのかわからず不安でした。

その際の経験から、あらかじめ病院の場所を把握していれば、救急車の車内での不安を軽減できると感じました。普段から**自宅や勤務先周辺の救急病院の場所を把握**しておくことをお勧めします。

時間的余裕がある場合、まずは循環器内科を受診

定期健診等で異常が見つかった場合、まずは、**循環器内科**を受診します。その後は状況によりますが、医師に紹介状を書いてもらい、治療実績や手術数が多く、施設や設備が揃っている病院を受診することが多いでしょう。

治療中・退院後の体調は？

「心疾患」は、さまざまな疾病があり、同じ疾病でも程度により治療中の体調は個人差があります。ここでは、筆者の経験した急性心筋梗塞の実例をもとに説明します。退院後も投薬を伴う治療を行っています。

急性心筋梗塞発症後の治療の状況は？（通院と投薬）

筆者は、51歳の時に急性心筋梗塞を発症し救急搬送。カテーテル治療で一命を取り留め、2週間入院し退院。1カ月の自宅療養後、職場に復帰しました。

なお、急性心筋梗塞の場合、入院期間は筆者のような緊急症例では平均7〜10日。予定された治療なら3〜4日が目安です。退院した翌日から出勤する方もいます。

退院後も毎月1回通院し、検査や投薬により再発を予防します。

がんの抗がん剤治療のような大きな副作用が出る症状はありませんでした。

ただし、**アスピリン**という血栓を防ぐ薬を投薬するので、出血すると血が止まりにくくなります。そのため、服用している薬が原因で**歯の治療や胃カメラの検査を断られるケースがありました**。もちろん、この薬を服用している場合でも、歯の治療をしてくれる歯科医や胃カメラの検査をしてくれる医師は多数いますので、ご安心ください。

職場復帰について

　急性心筋梗塞の場合、詰まった部分の先の壊死した心筋の細胞は蘇生しません。そのため、筆者の**心臓のポンプ機能は健常者の約 3 分の 2** であると主治医からいわれています。それでも、他の臓器が元気ならば、日常生活には問題ないそうです。

　したがって、筆者は職場復帰が可能でした。ただし、疾病前に比べると大幅に体力が低下しているため、疾病前の職場に復帰できるかどうかは個人差があると考えます。少なくとも、筆者の場合は肉体的にしんどい仕事や長時間労働が伴う職場への復帰は、困難です。

　また、仕事内容だけでなく、通勤も体の負担に影響を与えます。時差出勤やテレワークが可能な職場かどうかも職場復帰の実現にかかる要因となります。

Q25　退院後のリハビリは必要？

急性心筋梗塞の場合、カテーテル治療やバイパス手術を行った後は、心臓の機能が低下し運動能力も大幅に低下します。したがって、発症前の生活にすぐに戻ることはできません。リハビリは、元の生活に戻るための訓練であり、再発予防も目的となります。

リハビリは入院中から、退院後は運動療法が有効

　入院直後の集中治療室での治療が終わり、一般病棟へ移り数日が過ぎた頃からリハビリが始まります。最初は、ベッドのなかだけで足を曲げたり伸ばしたりすることから始め、ベッドの周りを歩行したり、期間の経過（体力の回復）とともに入院している階を1周歩行するなど、徐々に進めていきます。入院中にカウンセラーによる食事指導も行われ、食べ物のカロリーや消費するのに必要なカロリー計算について学びます。カウンセリングは、再発の恐怖を和らげる役割も担っています。

　退院後は、以前と同じように日常動作ができることを目標に、運動療法を中心としたリハビリが続きます。急性心筋梗塞後、後遺症が少ない場合には、一般的にウォーキングなどで体力回復を図ります。持久的な有酸素運動が望ましく、ウォーキングのほか、水泳、サイクリングなどがあげられます[34]。マラソンなど激しい運動は医師から禁じられることもあります。

34　「心血管疾患におけるリハビリテーションに関するガイドライン（2012年改訂版）」

食事や運動、飲酒など、生活で気を つけることは？

「心疾患」、とりわけ急性心筋梗塞や狭心症は、心臓に血液を送る冠動脈の血管が詰まるもしくは狭くなる病気で動脈硬化が要因です。動脈硬化は、食事や運動といった生活習慣を改善することで予防できます。

薬との食べ合わせ、飲み合わせに注意

心筋梗塞を予防するために血液を固まりにくくする「ワーファリン」という薬を服用しなければならない場合があります。ワーファリンには、血液の凝固に必要なビタミンKの作用を抑える作用があります。一方、納豆や青汁などのビタミンKを多く含む食材を摂取すると、ワーファリンの血液を固まりにくくする効果が弱められてしまいます。したがって、食べ合わせ・飲み合わせには注意が必要です。

塩分を控えることと野菜を積極的にとること

心疾患を招く要因として、高血圧、脂質異常症があげられます。**高血圧の予防は塩分を控えることです。**体内の塩分が増えると塩分濃度を調節するために水分も増え血液の量が増えるため血圧が上がります。

厚生労働省（「日本人の食塩摂取基準（2015年版）」）では、健康な人の適切な1日の食塩摂取量は、男性8ｇ未満、女性7ｇ未満と基準を設けています。高血圧で治療中の人の食塩摂取量は、1日6ｇ未満と設定されています。

　また、野菜には血圧を下げる働きのあるカリウムが含まれているので、積極的に食べると良いといわれています[35]。

　「塩分は1日6gまで」と決めて生活することは、本人もさることながら、筆者の場合は食事をつくってくれる妻も大きなストレスを抱えることになりました。いまはできることから始めて続けるようにしています。

　たとえば、ラーメンなどの麺類1杯には約5gの食塩が含まれていますが、スープを残せば減塩できます。ほかにも、みそ汁も食塩が含まれていますが、野菜や海藻を入れて具沢山にすると、野菜や海藻に含まれるカリウムが塩分を体外に排泄する働きがあるため、身体に良い影響があります。

　飲酒については、「適量までは可」と医師からいわれるケースが一般的です。適量とは、ビールなら中瓶1本、日本酒なら1合、ワインならグラス2杯が目安ですが[36]、当然個人差があります。飲酒量が多いと血圧が上がり不整脈のリスクが高まるといわれています。

　ちなみに、**筆者の場合、飲酒中に急性心筋梗塞を発症**し酔いと発症を判別できなかったため、一生禁酒するよう主治医から指導を受けています。

　糖質制限も心疾患危険因子である糖尿病予防のために必要です。加齢に伴い代謝が低下すると糖尿病のリスクが高まります。糖質、脂質もあわせた摂取カロリー量の管理が大事です。

運動を無理のない範囲で続ける

　動脈硬化を抑制する働きをするのがHDL（善玉）コレステロールです。運動不足はHDL（善玉）コレステロールを下げる原因と考えられています[37]。運動も食事同様、無理のない範囲で続けることが大事です。

35　厚生労働省「e-ヘルスネット」（ウェブサイト）「栄養・食生活と高血圧」
36　厚生労働省「e-ヘルスネット」（ウェブサイト）「飲酒量の単位」
37　厚生労働省「e-ヘルスネット」（ウェブサイト）「HDLコレステロール」

COLUMN 「三大疾病」の比較データ

　がんにばかり注目が集まりがちですが、データを比較してみると、それぞれに備えておく必要性があることがわかります。

入院患者数		人数
1	脳血管疾患	14.6万人
2	悪性新生物（がん）	12.6万人
3	心疾患	6.4万人

入院患者数は、がんよりも脳血管疾患が多い

死亡者数		人数
1	悪性新生物（がん）	37.3万人
2	心疾患	20.5万人
3	脳血管疾患	11.0万人

脳血管疾患・心疾患による合計死亡数はがんに匹敵

医療費		金額
1	悪性新生物（がん）	3兆8,192億円
2	心疾患	2兆392億円
3	脳血管疾患	1兆8,085億円

脳血管疾患・心疾患の合計医療費はがんに匹敵

（出所）　厚生労働省「平成29年患者調査　推計患者数」「人口動態統計月報年計（概数）」「平成29年国民医療費の概況」より筆者（川勝氏）作成

TOPICS 脳卒中予防十か条

公益社団法人日本脳卒中協会では、予防のための十か条を定めてお勧めしています。これらは脳卒中の引き金になる危険因子、生活習慣への戒める事項ですので、ぜひとも心がけてほしいものです。また、再発予防するための克服十か条もありますので、脳卒中経験者はこちらもあわせてご一読ください。

■脳卒中予防十か条　予防のために
1. 手始めに　高血圧から　治しましょう
2. 糖尿病　放っておいたら　悔い残る
3. 不整脈　見つかり次第　すぐ受診
4. 予防には　たばこを止める　意志を持て
5. アルコール　控えめは薬　過ぎれば毒
6. 高すぎる　コレステロールも　見逃すな
7. お食事の　塩分・脂肪　控えめに
8. 体力に　合った運動　続けよう
9. 万病の　引き金になる　太りすぎ
10. 脳卒中　起きたらすぐに　病院へ
番外　お薬は　勝手にやめずに　相談を

■脳卒中克服十か条　患者の再発予防のために
1. 生活習慣　　　：自己管理　防ぐあなたの　脳卒中
2. 学ぶ　　　　　：知る学ぶ　再発防ぐ　道しるべ
3. 服薬　　　　　：やめないで　あなたを守る　その薬
4. かかりつけ医：迷ったら　すぐに相談　かかりつけ
5. 肺炎　　　　　：侮るな　肺炎あなたの　命取り
6. リハビリテーション：リハビリの　コツはコツコツ　根気よく
7. 社会参加　　　：社会との　絆忘れず　外に出て
8. 後遺症　　　　：支えあい　克服しよう　後遺症
9. 社会福祉制度：一人じゃない　福祉制度の　活用を
10. 再発時対応　：再発か？　迷わずすぐに　救急車

サポート・コミュニケーション編

第 **2** 章

発症後の家族などへの
伝え方・接し方

Q27 がんの告知を受けた後、どう周囲に伝える？家族や身近な人ができることは？どのように接すればいい？

がん告知を受けた後、周囲に伝えるか否かは患者本人の自由です。メリットとデメリットをふまえて選択すべきですが、がんとの付き合いが長期にわたることは理解しておきましょう。がん患者を支える家族や身近な人ができる支援は、身体的なもの、精神的なもの、社会経済的なものがあります。患者に寄り添い、そばにいてくれるだけでも心強いものです。

がんに罹患したことを周囲にいつ、どう伝えるか？

さまざまな年代の男女953名（うちがん経験者は59％）を対象にした調査[1]によると、「自分ががんだと知ったら（告知されたら）周囲のどこまで伝えます（した）か？」に対して、最も多かった回答は、「**親や子、パートナー、恋人**」（26.2％）、「**勤務先（仕事場）の仲間**」（24.3％）、「**上司ら勤務先（仕事場）の一部**」（24.2％）の順となりました。

また、「自分ががんであることをなぜ周囲に伝える（た）のですか？」（3つまで複数回答可）に対しては、「**仕事と治療の両立のうえで必要だから**」（60.1％）が最も多く、次いで、「**病気のことを理解してほしいから**」（37.4％）、「**伝えるのが自然だから**」（32.4％）、「**万一に備えて準備をした**

---

1 朝日新聞デジタルのアンケート「私のがん、どう伝える？」
https://www.asahi.com/opinion/forum/073/

いから」（34.2％）などとなっています。

　配偶者や子ども、親など、身近な家族以外に伝える相手として、仕事関連が多いことから、治療と仕事の両立に関するものが、伝える理由の上位にあがっているのは頷けます。

　したがって、伝えるタイミングも告知直後や入院前など、休職して仕事に支障が出ないよう、早めに報告する場合が多いようです。

「伝えない」という選択肢もあるが……

　一方で、「心配をかけたくないので両親には知らせない」「職場の人には隠しておきたい」といった患者も少なくありません。

　がんに罹患した事実を伝えること、伝えないことにはそれぞれメリットとデメリットがあり、周囲に伝えるかどうかの判断は、**患者本人の自由**です。筆者は、いいたくなければ伝える必要はないとアドバイスしています。

　ただ、伝えないデメリットやリスクは想定しておくべきです。

　たとえば、利用できる社内制度や相談窓口が限定されてしまう。治療で仕事を休みがちになったり、脱毛や爪、皮膚の変化、手術でできた傷など外見上に変化が現れたりして、周囲から指摘されることもあります。

　はっきりいわれなくても、薄々感づかれたようすがうかがえて、職場の雰囲気が気まずくなった、人間関係が悪くなったなどストレスもかかります。

　また、がん治療が中長期にわたる可能性も考慮しておかなければなりません。

　発症後１〜２年は、治療のため頻繁に通院することが多いでしょうし、最低５年間は定期検査も必要です。その後、再発・転移して、治療がさらに長引くかもしれません。

　ちなみに、前掲の調査のなかに「職場の同僚や友人知人から『私はがん』と伝えられたら、どうしますか？」という質問に対して、「それまでと変わらず接する」（32.4％）と回答した人が３割以上でした。

筆者自身もすぐにがんであることを周囲に伝えましたが、それによって不快に感じたり、不利益を被ったりしたことは一度もなかったと思います。

　もちろん、感じ方は人それぞれですが、自分が考えているよりも、他人は人のことを気にしないものだと思っていれば、多少気が楽になるのではないでしょうか。

家族として患者をどうサポートしたら良い？

　このほかにも、家族や身近な人ががんになったとき、「どう接して良いかわからない」という声もよく聞かれます。

　筆者は、基本的にこれまでどおり接するのがいちばんではないかと思っています。何かするよりも、そばにいて、話を聞いてくれるだけでも患者は心強いものです。

　ただ、がんの部位や状態によって、何らかの配慮が必要な場合もあります。そんな場合は、できる範囲で、ちょっとした＋αの気遣いを加えるのがベストな接し方ではないでしょうか。

　とはいえ、がん患者にはさまざまな問題が生じてきます。がん患者が抱える悩みには、①**身体的な問題**（病気、治療法など）、②**精神的な問題**（不安感、焦燥感、恐怖感など）、②**社会・経済的な問題**（就労、結婚・出産、医療費など）の３つがあります。

　これらは、それぞれ独立するものでなく、相互に影響し合っており、「治療費が足りないかも」とお金の悩みが高じてくると、治療に専念できなくなりますし、精神的にも不安定になりがちです。

　家族として、それぞれの問題に対して患者をどうサポートするか、どのような援助ができるかを考えてみてください。

　たとえば、家計管理や家事、育児、介護などを妻が担っているご家庭も多いと思います。そんな妻ががんに罹患した場合、自分の医療費が家計を圧迫していることやこれまでのように家事や育児、介護などが十分にできないこ

とに負い目を感じる方もいます。

　そんな場合には、「お金や家のことは心配しなくてもいいから、安心して治療に専念して」と一声かけてあげるのも良いでしょう。

　ただし、それが、患者の意に叶ったものであるかの確認は常に必要です。

「がん情報」を集め、病気への理解を深めることも重要！

　そして、**「がん情報」を集めること**も家族ができるサポートの１つです。がんの告知を受けると、大きなショックを受ける患者も少なくありません。また高齢であれば、情報を集めるのも容易ではないでしょう。

　患者本人のために周囲が的確な情報を集めて伝えること、病気への理解を深めておくことは大切な援助です。

　ただし、肝心なのは**エビデンス（科学的根拠）のある正しい情報を集めること**です。「これでがんが治る！」といったもっともらしいエビデンスのない医療情報は、本人を混乱させるだけです。

　情報の収集源として、まずあげられるのは**主治医**です。最近は、ほとんどの患者が、必要な情報をインターネットで探しているようですが、ネット情報は玉石混交。罹患直後で、知識や情報に乏しく、その情報が正しいかの判断ができない場合は、以下のような公的なものから検索してみましょう。

　・国立がん研究センター がん対策情報センターの**「がん情報サービス」**

　・各医学会のウェブサイト

　・**「がん診療ガイドライン」**

　正しい情報同士はつながっている可能性が高く、相互リンクをたどっていくことで、エビデンスの高い情報を得られる確率が高まります。

がん患者の家族は「第二の患者」

　がん患者の家族は**「第二の患者」**という言葉があるように、患者本人以上

に心身ともにショックを受けて悩んでいる場合もあります。がんは、患者だけでなく、その家族へも精神的・身体的負担がかかってくる病気です。

　診断確定前の精密検査から通院に付き添う家族もいますし、患者の身の回りの世話、病院との連絡、医療費や生活費のやりくり、子どもや要介護者がいれば、家事や育児、介護など、さまざまな作業が発生します。

　特に、**がんは長期戦になる可能性が高い病気**です。家族のサポート・援助も長丁場になることが予想されます。患者を支えることに精一杯の家族は、自分のことまで考える余裕がなく、体調を崩す方も少なくありません。途中で息切れして倒れてしまわないよう、１人で抱え込まない、無理をしないことが大切なのです。

　FPとしては、患者本人だけでなく、それを支える家族への相談やアドバイスも欠かせません。

　最近では、「**家族ケア外来**」を開設して、がん患者の家族への相談や支援を行っている病院も増えています。

■**図表２-１　がんになったご本人とあなたを支える３つのヒント**

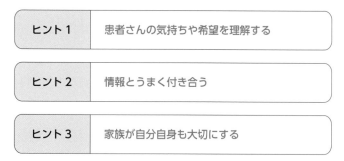

（出所）　国立がん研究センター　がん情報サービス「家族ががんになったとき」

Q28 脳卒中発症後、家族や身近な人ができることは？どのように接すれば良い？

脳卒中を発症した場合、その家族や身近な人の生活は急変します。家族や身近な人は、これまでお話しした脳卒中の仕組み、なぜ後遺症が残るのか、リハビリの意義などを十分理解して、患者が元の生活を取り戻すために以下のようなことを心がけてほしいと思います。

突然、家族の生活が急変する

　脳卒中は、突然発症してそのまま入院、場合によっては長期間の入院になります。患者が現役世代で一家の大黒柱の場合、仕事や生活は断ち切られてしまうため、家族は突然起こった生活・家計のバランスの大変化に振り回されることになります。

　発症時に、家族は救急車で病院に行ったり、病院から急に呼び出されたりします。その後も、ほぼ毎日病院に通うことになり、生活は一変します。

　緊急入院すると、病院は家族に対して脳卒中と診断した後に病状、治療方針、t-PA投与、開頭手術などについて説明して治療の同意書に署名を求めます。家族は、ここで疑問があっても、他の家族や友人に連絡や相談する余裕などありません。家族は病院から「早く書いてください。その間にも脳細胞が壊れていきます」といわれ、完全に孤立した病院の一室で同意書を求められて、頭が真っ白になります。家族も相当なストレスを感じ、同じように脳卒中になってもおかしくない状況に追い込まれるのです。

急性期から回復期

　入院後、急性期の治療などが行われると、リハビリが開始されます。本格的にリハビリが必要な患者は、回復期リハビリテーション病棟のある病院へ転院することになります。

　病院にこの回復期病棟があるケースはまれです。ほとんどの場合、病院から家族に転院先病院の候補先リストを手渡されて、決めてくださいといわれます。家族は、初めての経験ですし、聞いたこともない病院ばかりで、すぐに決めることはできません。見学に行っても何がポイントなのか、さっぱりわからないまま数カ所をさまようことになります。

　そして「ここ」と決めたら、急性期病院から紹介状をもらい入院手続きをします。この頃から「これから何カ所病院を変わるのだろうか」「お金かかるなぁ」と家族の頭のなかで不安がよぎります。

　回復期リハビリ病院は、発症後 2 カ月以内でないと入院できないため、手続を急がなければなりません。また、患者に意識障害などがあれば受け入れてもらえないことがあります。そうすると、家族はまた元の病院に相談に行き、維持期の施設（介護老人保健施設や特別養護老人ホーム）に入ることになります。ところが、回復期のリハビリ病院に入れないと、本格的にリハビリを受けられませんので、回復が遠ざかってしまいます。こうして家族は意気消沈してしまうのです。

　無事に回復期リハビリ病棟に入院できた患者は、日中の多くの時間はリハビリ漬けになり、最長 6 時間のリハビリ訓練を受けます。ただし、ここは、入院できる期間が疾病や傷病によって日数が決められており、現在[2]脳

2　平成30年版診療報酬点数表における回復期リハビリテーション病棟入院料算定基準として算定可能な上限日数は、最大150日であり、高次脳機能障害がある人は180日。また、リハビリの入院基準と異なり実施されるリハビリに対する診療報酬の算定基準として、1日18単位（1単位20分）が上限。

卒中の入院期間は150日間が限度（高次脳機能障害がある人は180日間）です。いずれは退院して自宅に戻ることを目標としています。この頃、家族は病院と相談して、自宅に患者が戻ってくるために自宅図面などをもとにして手すりの設置場所などを決め、自宅リフォームなどを行います（👍 **Q17** (P65)）。

維持期から自宅復帰

筆者も経験しましたが、自宅に帰った途端、驚いたのは物が多いこと、そしてそれらが床にあり、微妙な段差があることです。病院は完全バリアフリーですから。

自宅に戻った患者は、自宅での生活に少し不安を感じながらも対処していきます。自宅内の移動、食事、着衣、入浴、トイレなどを行ううえで何が支障をきたすのか、患者しかわかりません。家族は患者から聞き、これらのバリアを改善してあげてほしいと思います。

そして、何気ない動作、たとえば靴ひもを結べない、タオルを絞れないなど家族にとって当たり前のことに苦戦する姿をみても、かわいそうと思う必要はありません。患者が取り組んでいるのであれば、手伝うことなく見守ってほしいのです。それが実現できたときに患者本人は大きな達成感を得て、それが脳に教え込まれて回復していくのです。これこそリハビリです。

職場復帰

現役世代の一家の大黒柱が脳卒中になった場合、家族としては何としても職場に復帰してほしいでしょう。しかし後遺症が残った場合の通勤や勤務は想像以上に厳しく、厚生労働省でも「事業場における治療と仕事の両立支援のためのガイドライン」（👍 第7章(P222)）などを作成し検討を重ねています。

まず課題は通勤です。これまでバス、電車、マイカーなどで通勤されてきた方は1人での移動だったはずです。しかし後遺症があり、少しでもこれらに支障があると家族などの手助けが必要になります。

　また、職場の理解も欠かせません。それには家族がキーになり、入院中に可能ならば、職場の上司、産業医に働きかけて、患者は何ができて何に苦労するか、など具体的に業務を想定し、復帰後の姿を想像して机の位置、動線など検討してください。

　言葉が即座に出にくい方もいるので、電話対応などの可否なども検討しておくことが大切です。さらに行ってほしいのは、職場の同僚への後遺症、仕組みの説明、理解をしてもらう教育です。この理解がないと、「なぜあんな単純なことができないのだろうか」と患者に対して奇異な視線を向けることになります。同僚のみなさんには普通に接してもらい、職場こそが良いリハビリの場となるよう心を1つにして仕事を行ってほしいのです。

後遺症があっても社会復帰できる環境づくりを

　後遺症があっても、社会生活そのものがリハビリと考えて、社会復帰されることをお勧めします。しかし患者本人が希望していても、以前のように仕事を進めるのがむずかしいと感じることがあります。このため、まずは次の点について、本人と医師が十分に話し合っておきましょう。

- **通勤はできるのか**
- **仕事をする体力はあるのか**
- **職場のみなさんとのコミュニケーションは円滑にとれるのか**
- **職場の環境整備は十分なのか**

　そのうえで職場の上司、同僚、産業医も含めて、本人ができる仕事、むずかしい仕事は何か、話合いの場をもってください。

　ただし、ほとんどの職場の方々、ともすれば産業医も脳卒中の罹患経験がないわけですから、脳卒中の独特な後遺症などを理解されておらず、この話

合いがうまく進まないことがあります。特に次のような言葉は筆者の経験上、患者として周囲からいわれたくないと感じることです。

- ・まだ良くならないのですか
- ・薬を飲んでるのになぜ治らないのですか
- ・そんなに仕事して大丈夫ですか。もうしばらく休んでいたほうが良いのではないですか
- ・心配ですからあちこち出歩かないでください。そんなに**頑張らなくて良いです。再発したら大変ですから**

　これらは多くの方が脳卒中の仕組みをご存じない、教育されていないため、何気なく職場などで患者に告げてしまう言葉です。しかし、後遺症ですぐには反応できないなど患者としては、どうしようもない言葉が心のなかに自然に蓄積していくのです。脳卒中患者が高い割合でうつ状態になることは、これらも要因かと思います。

　「脳卒中・循環器病対策基本法」（👉 序章（P7））では、このような注意点や病気の仕組み、市民への啓発について明記されています。今後は、徐々に知識が増え、患者が言わば被害者になることも減少すると思いますが、各都道府県、職場も積極的に脳卒中の後遺症の啓発に取り組むことを望んでいます。

Q29 心筋梗塞を発症後、家族や身近な人ができることは？どう接すれば良い？

発症直後は、すぐに救急車を呼ぶことにつきます。救急搬送後の治療中は最悪の事態も覚悟することになります。入院中は、入院生活のサポートが必要です。退院後は、食事や運動のサポート、そして何よりも精神的な支えになってあげることが大事です。

発症直後は、躊躇せず救急車を呼ぶ

急性心筋梗塞を発症した直後、経験したことのない痛みを感じます。しかし、徐々にかつ周期的に痛み始めるため、最初のうちは、本人が救急車を呼ぶことをためらうことも少なくないようです。昨今、テレビや新聞などで安易に救急車を呼ばないよう注意喚起報道されることも救急車を呼ぶのを迷う要因にもなっています。いままでに感じたことがない胸の痛みを感じているなら、本人あるいは家族が**すぐに救急車を呼びましょう**。

心筋梗塞に限ったことではありませんが、119番に電話した際に「**自宅の場所を簡潔に説明できる**」よう普段から整理しておくことが大事です。自宅近隣の救急病院の場所を頭に入れておくことも、緊急事態が発生したときの安心感につながります。また、運よく治療後すぐに病院から自宅に戻れる場合は、帰りに履く靴が必要です。サンダルでも良いので念のため帰りの履物をもって救急車に一緒に乗ってください。徒歩で帰れない場合もあるので、**帰りのタクシー代が払えるくらいの現金**をもって出ることも忘れないようにしましょう。

　救急搬送後、家族に対して治療前に医師から、発症後の状況（特に何時間前に発症したか）、治療への同意などのやりとりがあります。可能な限り答えられるよう事前に本人に確認しておきましょう。筆者の場合、4〜5時間経ってから搬送されたため、「最善を尽くしますが、最悪の事態も想定しておいてください」と医師から妻はいわれたそうです。

突然の入院！　家族も対応に追われる

　入院直後は関係者への連絡が必要です。筆者の場合、勤務先の上司や両親への連絡は、治療が終了し一命を取り留めたことが判明した後に妻が対応してくれました。特に**勤務先や上司の電話番号**については、普段から確認しておく必要があります。

　入院中の生活に必要な物（衣類やスリッパ、ティッシュ、歯ブラシ、箸など）については後から届けてもらうことになります。特に急性心筋梗塞の場合は、**急に入院する**わけですから準備時間がありません。**家族も働いている場合、仕事を休むか半休や遅刻・早退が避けられない**期間もあります。

　退院時にまとまった額の入院費用を支払うことになりますが、本人は退院時まで外出することができません。本人のクレジットカードで支払う場合以外は、家族がお金の準備をする必要があります。

　大きな病院の場合、病室と会計窓口が異なり、患者本人が事前に入院費用を確認することができないまま、退院を迎えることもあります。高額療養費の限度額認定証（ 👍 **Q36**(P127)）の用意も間に合わないことがあるでしょうから、家族が事前に病院へ支払見込額を確認して退院当日を迎えることが望ましいです。

　また、クレジットカードの限度額を確認しておくことも重要です。筆者の場合、普段使っているクレジットカードで支払おうとしたところ、限度額オーバーで使用できませんでした。幸い、普段使っていない他のクレジットカードを利用できましたが、突然の入院で急に大きな支払いが起きるかもし

れないことを考えておきましょう。

退院後も生活・精神面のサポートが必要

　急性心筋梗塞は多くの場合、後遺症は残りませんので、見た目は発症前と変わりません。しかし、治療して容態が落ち着いたとはいえ、心臓のポンプ機能は健康な人に比べて小さく、発症前より体力は大幅に衰えています。電車やバスでは優先席が空いていれば座りたいのですが、見た目は元気なので遠慮してしまいます。そういうケースでは、家族が、遠慮せず座るよう勧めてください。

　また、**ヘルプマーク**という制度があります。外見ではわからない内部障害の方が周囲のサポートを得やすくするためのマークです。この内部障害の対象には心疾患も含まれます。運用方法は自治体によって異なりますが、マークを身に着けている方を見かけたら電車やバスの座席を譲ることなどを呼びかけています。

　精神的には再発への不安がつきまといます。家族は、激励するくらいしかできませんが、家族とのコミュニケーションが不安軽減につながります。

　また、医師などから、発症前よりも食事に気をつけるよう指導されます。服用している薬によりますが、極端な食事制限はありません。ただし、塩分を控える、野菜を多く摂取するなど、バランスの良い食事をとることが再発予防につながります。新しい食習慣を身につけていくため、一緒に食事をとる家族にとっても、病気になる前の食生活とのギャップがあるかもしれません。あまり神経質にならず、ストレスを感じない程度で工夫して食事をつくるようにしましょう。

お 金 ・ 仕 事 編

- - - - - - - - - - - - - - - - -

第 **3** 章

- - - - - - - - - - - - - - - - -

三大疾病後の
家計への影響

Q30

治療費などにどのくらいかかる？

がん治療にかかるお金の目安は年間100万円です。金額が変わる要素は、がんの種類、病期（ステージ）、患者の治療に対するスタンスの3つです。また、がん医療の進展に伴い、がんの医療費は高額化・長期化の傾向にある点も留意しておきましょう。

目安は年間100万円。ただしケースバイケース

「がんの治療にどのくらいお金がかかるのか？」というのは、非常によく受ける質問です。そんなときには**年間約100万円**とお答えしています。ただし、それはあくまでも目安の金額でしかなく、**実際にはケースバイケース**と必ず付け加えるようにしています。

そして、これは「最初にがんが見つかった場合」にかかるものです。再発・転移あるいは末期ともなれば、それぞれ約100万円が別途かかるとお考えください。

では、まず「100万円」の根拠ですが、過去のさまざまな患者調査の平均がおおむねその金額だからです。

ただしこれは参考値にすぎず、保険適用となる治療を受ける場合、医療費の自己負担は、患者やその家族の加入する公的医療保険などによっても変わってきます。また、民間保険に加入している場合、何らかの保険給付もあるでしょう。

それよりも、FPとして大切なのは、何によってこの金額が変わるのかと

いう3つの要素を知っておくことです。

　まず1つ目は「**がんの種類**」、2つ目は「**病期（ステージ）**」です。つまり、どこにがんが発生し、進行度がどのくらいかによって、がんは、まったく異なった経緯をたどり、かかるお金も変わってきます。

　がんの種類によって、死亡率や生存率が変わることは、みなさんもよくご存じでしょう。

　2019年8月に国立がん研究センターが公表した2009年〜2010年5年生存率によると、胃がん、大腸がん、乳がん、子宮がんなどのⅠ期はいずれも90％超ですが、ステージがあがるにつれ生存率は低下します。ただ、前立腺がんにいたってはⅠ期〜Ⅲ期とも100％です[1]。

　また、同じ種類のがんであっても、早期がんと進行がんでは、治療の目的や医療費やスケジュールが異なります。

　早期がんの場合、治療の目的は、がんの「**根治**」であり、完全に治ることを前提とした治療を行います。

■図表3-1　早期がんと進行がんの治療スケジュールの違い（イメージ）

早期がん

手術費、放射線治療費	（再発予防の抗がん剤治療費）

入院費	定期検査費

進行がん

抗がん剤A治療費（効果のある限り継続）	抗がん剤B治療費（効果のある限り継続）	抗がん剤C治療費（効果のある限り継続）

検査費（血液、エコー、画像など）

時間

1　国立がん研究センター　がん情報サービス「がん診療連携拠点病院等院内がん登録生存率集計」

かかる医療費は、周術期の費用（手術、入院費、術前抗がん剤・放射線治療など）＋再発予防の費用（術後抗がん剤・放射線・ホルモン治療など）＋定期検査費等です。

術後の病理検査の結果で、診断が変わること（たとえば、術前はⅠ期だといわれていたが術後Ⅱ期だった。リンパ節に転移があったなど）もありますが、今後の治療方針の説明時に、主治医に確認すれば、医療費のおおまかな額やスケジュールなど、ある程度教えてもらえるはずです。

一方、進行がんの場合、治療の目的は、がんとの「**共存**」です。効果のある治療をそのつど行うことになります。治療の効果はやってみないとわかりませんから、医療費やスケジュールの予想が立てにくい点が特徴です。

「患者の治療に対するスタンス」も費用を左右する

そして3つ目は、「**患者の治療に対するスタンス**」です。

これを説明する前に、治療にかかる3つのお金をご紹介しましょう。

罹患後にかかるお金は、①**病院に支払う医療費**（検査、診察、手術、入院、薬代など）、②**病院に支払うその他のお金**（差額ベッド代、入院時の食事代の一部、先進医療の技術料、診断書の作成費用など）、③**病院以外に支払うお金**（通院等のための交通費・宿泊費、健康食品・サプリメント、外食費、医療用ウィッグ、育児・家事代行代、お見舞いのお返しなど）の3つに分けられます。

このうち①は、最低限「**かかる**」お金で、基本的に保険適用となります。一方、②③は、個々の裁量で「**かける**」お金です。保険適用の対象外で、費用は全額自己負担です。

つまり、患者が、治療するにあたって、「金に糸目はつけない」「保険診療でなくとも、受けられる治療はすべて受けたい」というスタンスであれば、②③は天井知らずとなります。

がんの医療費は高額化・長期化の傾向に

最近のがんにかかるお金の特徴は「**高額化**」「**長期化**」の２つです。

高額化については、先進医療や分子標的薬、免疫療法など、新しい治療法が続々と登場している反面、いずれも費用が高額であることが医療者の間でも悩みの種となっています。

2019年５月15日、厚生労働省の中央社会保険医療協議会では、ノバルティスファーマのCAR-T細胞療法[2]に用いる再生医療等製品「キムリア」（一般名チサゲンレクルユーセル）の保険適用を了承しました。注目されていた薬価は、患者１人当り3,349万3,407円と驚きの金額です。

保険適用になるということは、高額療養費の対象でもありますので、70歳未満で一般的な所得（約370万〜約770万円）の場合、自己負担は９万円程度にまで抑えられます。

キムリアほどではないにしても、近年、がんの治療によく利用される分子標的治療薬も高額なことで知られています。

インターネットによる「『がん』治療に関する調査」[3]によると、分子標的薬を利用している場合、かかる医療費は、「月額５万円以上」が53％と半数を超える一方、医療費等が還付される保険等に加入していた人は６割にとどまっています。

分子標的薬の服薬継続期間は、４割が「１年以上」と回答していますので、保険適用されたとしても、費用負担は決して軽くはありません。

一方、生存率の向上や再発・転移による治療の長期化の問題もあります。

一般的に、術後の定期検査は、多くのがんの場合、**目安は５年間**です。しかし、2016年に初めて10年相対生存率が公表され、５年物と比べて生

2　ノバルティス社が開発したがん免疫細胞療法。通常の免疫機能だけでは完全に死滅させることがむずかしい難治性のがんに対する治療法として開発された。
3　楽天インサイト株式会社「『がん』治療に関する調査」（2017年３月）

存率が低いがんについては、5年後も治療を継続もしくは経過観察を行うべきでは？ という考え方がされるようになってきました。実際、これまでも、乳がんや肺がんなど、経過観察期間を10年としているがんもあります。

　がん医療の進歩によって、先進的で効果的な治療法が開発され、生存率が向上するのは、がん患者をはじめ私たちにとって喜ばしいことです。

　その反面、FPとしては、がんにかかる治療費が「高額化」「長期化」の傾向にあること。そのため、5年から10年あるいは生きている限り**中長期の"がん"マネープランが必要**だということを十分理解しておく必要があるでしょう。

■**図表3-2　がんの治療のために毎月負担している医療負担額**

医療費負担額（月額実費）

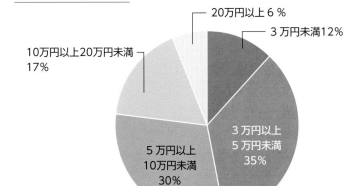

20万円以上6%
3万円未満12%
10万円以上20万円未満 17%
3万円以上5万円未満 35%
5万円以上10万円未満 30%

※楽天インサイト調べ（2017年3月）
（出所）　楽天インサイト株式会社「「がん」治療に関する調査」

Q31

就労・収入への影響は？

がんが就労・収入に及ぼす影響の度合いは、就労形態、病状や治療の状況、家計の状況などによって異なります。罹患後、2～3割の患者が退職し、進行度が上がるにつれて離職率も高くなっています。収入についても、2割以上減少した人が約4割という調査結果もあります。

がん罹患後2～3割が退職を選ぶ

就労を阻害する三大要因は、**病気、介護、育児**の3つといわれており、重篤な疾病であるがんが就労等に影響を与えることは、さまざまな調査で明らかになっています。

厚生労働省の研究班のがん患者に対する調査[4]によると、診断時に就業している割合は51%で、このうち、がんで仕事を辞めたと思われる割合は32%です。これを病期別にみると、Ⅰ期24%、Ⅱ期26%、Ⅲ期34%、Ⅳ期41%と、**重症化するにつれて離職率も高く**なっています。

収入についても、**がん罹患後に30%の人が減った**と回答。減少割合は2割20%、3割19%、1割14%など、2割以上減少した人が4割近くにのぼるという結果になっています。

ライフネット生命が、がん罹患時に就労していたがん経験者を対象に行っ

4　厚生労働省「第3次対がん総合戦略研究事業の全体報告と、がん研究の今後のあり方について「がんの医療経済的な解析を踏まえた患者負担の在り方に関する研究」2012年度報告書」

た調査[5]によると、罹患前後の収入が減った割合は、正社員（18％）や公務員（15％）に比べて、派遣社員（39％）、パート・アルバイト（29％）、契約社員（22％）など、非正規雇用のほうが高いのが特徴です。

さらに、罹患後に収入が減少した人のうち「半分以下」47％、「ゼロ」18％など、がんの進行度や就労形態などによって、罹患後の就労継続や収入への影響の度合いが異なることもわかります。

見落としがちな世帯収入に対する影響

罹患後の就労の状況に伴って、患者本人の収入が減ってしまうのは容易に予想がつくでしょう。それだけでなくFPとしては、世帯全体の収入の変化にも注意すべきです。

東京都のがん患者の就労等に関する実態調査[6]において、がん罹患による収入への影響の有無をみると、個人の収入が「減った」人は56.8％、「変わらない・増えた」人は42％と、前掲の厚生労働省の調査よりも多い、**約6割の患者の収入が減少**しています。

そして、この実態調査の興味深いのは、がん患者だけでなく世帯収入についても調査している点です。世帯の収入が「減った」人は45％、「変わらない・増えた」人は40.4％でした。

家族のだれかががんに罹患することで、病院の付添いや世話で会社を休んだ、業務量をセーブして残業や出張ができなくなった、パートなど勤め先を辞めざるをえなくなった等、患者本人を支えるはずの**家族の収入にも影響を与える**点は、FPとして見逃せないポイントです。

生涯未婚率の増加や核家族化の影響を受けて、単独世帯は増加の一途をたどり、いまの日本の"標準世帯"となっています。

---

5 ライフネット生命「がん経験者572名へのアンケート調査」（2017年8月1日）
https://www.lifenet-seimei.co.jp/shared/pdf/2017-6788.pdf
6 東京都福祉保健局「がん患者の就労等に関する実態調査」（2014年5月）

2040年には単独世帯の割合が約40％に達する[7]と予測されており、「そばにいてくれる家族がいれば……」といった"おひとりさま"のがん患者の悲鳴が聞こえてきそうです。

がん患者の退職理由は 1 つではない

では、就労を継続するためにはどうしたら良いのでしょうか？

がん罹患後、退職した人が理由としてあげているのは、「治療・療養に専念するため」「体力面から継続就労がむずかしい」「周囲に迷惑をかけたくない」「職場・家族に勧められた」などさまざまです。

ただ実際、がん患者が仕事を続けられなくなった原因は 1 つとは限りません。しかも病状や治療内容、職場環境でも変わってきます。

治療と仕事の両立に関する調査[8]によると、がん罹患後に転職・再就職した人は14.0％で、退職理由として、Ⅰ期以前は「治療と仕事を両立するために活用できる制度が整っていなかったため」、Ⅱ期以降は「体力面等から継続して就労することが困難であったため」の割合が高くなっています。

また、通院治療の場合、前掲の制度の整備だけでなく、「職場から勧められたため」「治療・療養に専念するため」を退職理由としてあげる割合が高いなど、治療の有無によっても違いがあるようです。

このような調査では、退職理由を「特にない」と回答する割合も多く、罹患前からの職場での居心地の悪さや意思疎通が円滑ではない状況が、病気をきっかけに悪化し、退職に至るといったケースもあるように感じます。

7　総務省「平成30年版情報通信白書」
　　http://www.soumu.go.jp/johotsusintokei/whitepaper/ja/h30/html/nd141110.html
8　三菱UFJリサーチ&コンサルティング「がん治療と仕事の両立に関する調査」（2016
　　年 3 月）
　　https://www.murc.jp/wp-content/uploads/2016/03/seiken_160304.pdf

がんとお金の問題は、継続的な収入減のほうが深刻

「がんとお金」の問題というと、がんの治療にかかる費用負担ばかりが取りあげられます。しかし、FPとして筆者は、ライフプランにより大きな影響を及ぼすのは、**がんに罹患したことで増える一時的な支出以上に、収入が継続的に減少すること**だと考えています。

仮に、有給休暇や病気休暇等を利用し、すぐに職場復帰できるのなら、毎月の給与やボーナス等もそれほど変わりませんので、問題ないでしょう。

しかし、治療が長引いて、休職期間が長期化したり、離職したりすれば、年収だけでなく、退職金の額や将来受け取れる年金額にも反映され、生涯受け取れる収入まで変わってしまいます。

特に、40代後半から50代前半にかけて、最も収入が上昇する時期にがんに罹患し、収入が頭打ちになれば、住宅ローン返済や子どもの教育費、生活費などで家計が困窮します。そのうえ、老後資金を貯めるべき時期に準備ができない可能性も考えられます。

しかし、患者は、目先のがん治療費の支出増ばかりに気をとられ、収入減少がどれほど家計に打撃を与えるものか、きちんと認識できている人は多くありません。「がんという重篤な病気に罹患したのだから、治療に専念しなければ」と安易に仕事を辞めてしまう人が後を絶たない状態です。

罹患後に、復職か退職を選ぶ際に考えるべき要素は、①**治療状況**（副作用、治療内容、スケジュール）、②**がん関連症状**（がんによる体力低下、痛みなど）、③**経済的な状況**（家族構成、世帯の状況、貯蓄、負債）、④**勤務先の支援制度**（短時間勤務制などの社内制度）、⑤**本人の意思**（就労意欲）の5つです。

これらの要素をふまえ、FPは、がん罹患後のご家庭に対して、病状などに応じて1～5年など短中期のキャッシュフローを作成し、具体的に、治療費等の増加と収入の減少が家計にどのような影響を与えるか見通しがわかるよう**"見える化"**することが大切です。

■図表3-3　がんにかかった社員に提供する情報例

社内の支援制度	
休暇制度	有給休暇、傷病休暇、リフレッシュ休暇など。本人の休暇の残数や、半日単位や時間単位で取れるかどうかも大切。
休職制度	病気休職制度や欠勤となった場合の取り扱い。
変則勤務制度	短時間勤務、時差出勤、フレックスタイム、在宅勤務、テレワークなど。
団体保険など	企業が団体で加入するがん保険、医療保険、団体長期障害所得補償保険（GLTD）など。
公的な支援制度	
高額療養費制度	がんは医療費の自己負担が高額になりやすいので、限度額適用認定証の申請手続きを勧める。
医療費控除	年末調整のため、領収書を保管することなどをアドバイスする。
傷病手当金	制度の存在を説明し、支給される期間は支給開始日から1年半と限られるので、利用のタイミングについてアドバイスする。
障害年金	がんでも病状に応じて支給可能であること、障害厚生年金は診断時に加入していれば、退職後にも支給されることなど。
介護保険	状態や必要に応じて利用可能であること。
身体障害者手帳	人工肛門の造設など永続的な身体障害が起こった場合に交付され、様々な福祉サービスを利用できる。
その他	
個人で加入している保険など	住宅ローンの団体信用生命保険、個人的な生命保険、民間医療保険、がん保険、都道府県共済などに加入していないか、加入している場合は契約事項を確認するように勧める。
国立がん研究センターがん情報サービス	がんに関する正しい情報の入手先として紹介。https://ganjoho.jp
相談先	各地のがん相談支援センター、各地の患者会など。

（出所）　国立がん研究センター　がん情報サービス「がんになっても安心して働ける職場づくりガイドブック」〈中小企業編〉

Q32

治療費などにどのくらいかかる？

脳卒中の治療は入院直後の治療が主です。その後はリハビリに専念し、後遺症が長く改善しない場合も多くあります。入院治療費、退院後の通院費、その他さまざまな費用がかかります。

脳卒中でかかる費用とは？

脳梗塞の場合、主な費用は、「入院費」「退院後の通院・リハビリ費用」「薬代」などです。ほかにも、生活環境を整えるための費用がかかることがあります。

Q15で述べたとおり、**脳梗塞発症4時間半以内の場合で血栓溶解療法（t-PA）を受けた場合は注射の薬価代が主な費用となります**が、**血栓回収療法の場合は手術となり**、この点でも費用も変わります。筆者が専門医に確認したところ、血栓溶解療法（t-PA）は**約31万円**、脳血栓回収療法は**約130万円**かかるとのことでした（1～3割の自己負担割合に応じて負担）。

厚生労働省の「平成29年患者調査」によると、脳血管疾患（以下、脳卒中）の退院患者の平均在院日数は78.2日で（図表3-4）、ほかの疾病より入院期間は長いことが多く、その分費用はかかります。一方で「平成20年患者調査」における脳血管疾患の平均在院日数は104.7日でしたので、近年は短期化の傾向にあります。厚生労働省「平成29年医療給付実態調査」によると、1日当りの診療費は約5万円です。

脳血管疾患で入院した場合の治療費総額を平均在院日数×1日当りの診療

■図表 3 - 4　　年齢階級別「脳血管疾患」退院患者の平均在院日数

総数	0～14歳	15～34歳	35～64歳	65歳以上	75歳以上
78.2日	12.3日	25.6日	45.6日	86.7日	98.9日

（出所）　厚生労働省「平成29年患者調査」

■図表 3 - 5　　制度別「脳血管疾患」 1 日当りの診療費

入院時

協会健保（一般）	組合健保	共済組合	国民健康保険計	後期高齢者医療
4 万6,982円	4 万9,964円	5 万536円	3 万8,081円	2 万8,259円

通院（入院外）

協会健保（一般）	組合健保	共済組合	国民健康保険計	後期高齢者医療
1 万1,423円	1 万1,631円	1 万1,766円	1 万871円	9,629円

（出所）　厚生労働省「平成29年医療給付実態調査」

費（協会健保加入者の場合）で概算すると、**78.2日× 4 万6,982円≒367万3,992円**となり、 3 割負担の場合は110万2,197円、高額療養費制度（👍 **Q36**(P128)）を区分ウで利用すると、自己負担額は約10万円となります。

　軽度で治療を終えればそのまま退院が可能な場合もありますが、リハビリテーション病棟のある病院に転院することもあり（👍 **Q17**(P66)）、この場合はさらに入院費がかかることとなります。

退院後もお金はかかる

　退院後も再発予防のために通院し、服薬を続けることになります。退院後の通院に 1 日当り 1 万円前後の費用がかかります（図表 3 - 5 ）。

　ほかにも、後遺症によりこれまでと同じように動くことができないときには、手すりの設置など自宅の改修費用がかかることがあります。これは前述のとおり、公的介護保険を利用することが可能です（👍 **Q17**(P67)）。

筆者が脳梗塞になって支払った費用

　筆者は2004年に脳梗塞を発症しました（当時48歳）。自宅2階のベッドで朝方、異常にのどが渇き、目が覚めました。水を飲みたいため起き上がりベッドに腰掛けて立ち上がろうとして左の腕をベッドに置いた瞬間、ガクッと力が抜け、次に立ち上がろうとしたら左足を支える床がない感覚とともに前方に倒れ込んだのです。これが、右の頸動脈のなかに溜まった血栓が飛び出し、右脳の奥に詰まって起きた脳梗塞の発症時のようすでした。幸い、家族がすぐに救急車を呼んでくれ早期に病院に着くことができました。

　2004年当時は最近の治療薬ほどの有効な薬剤は少なかったのですが、抗血栓療法で再度血栓ができることを抑え、再発を予防できました。そしてすぐに理学療法士が身体を動かしてくれました。リハビリの始まりです。それからリハビリに専念し、入院日数延べ46日という比較的早期での退院ができたのです。

　病院に支払った金額は、治療費、食費、薬などとして約36万円です。さらに、以前より何かあったときは個室で療養したいと考えていたため、発症後すぐにはあまりしゃべることはできませんでしたが、妻に「こしつ」だけはなんとか伝え、個室で療養をしていました。ですから、差額ベッド代としてさらに87万円を支払っています。

　退院後も通院をし、服薬を続けています。薬代は月3,000円ほどです。さらに、歩くときのバランスが良くないため膝や腰に負担がかかってしまい、病院で湿布薬を処方してもらっています。そのほかにも、タクシー代が増えたり、靴やカバンなどが身体にフィットしなくなり買い替えることもありました。

　これらの費用は脳梗塞にならなければかからなかった余計な支出です。本人だけでなく家族のためにも、とにかくならないことが大切です。FPとして、みなさんに予防や予兆の早期発見の大切さを伝えてほしいと思います。

Q33 脳卒中後の収入への影響は？

脳卒中が他の疾患と大きく異なるのは、治療では完結せず、後遺症を長期間にわたり抱えるという点です。残念ながら、後遺症を抱えての復職は、簡単に進まないことが多いといえます。

有病患者数の約30%が就労年齢の65歳未満であり、特にFPのみなさんがアドバイスすべき世代でもあるでしょう。これらの患者の治療、リハビリの目標は職場・社会復帰となり、収入面を大きく左右します。

復職・社会復帰は収入面・リハビリが大切

いわゆる働き盛り世代の方が、職場を脳卒中で離れることは、勤め先の企業等のパワーを減少させます。それだけでなく、同僚の仕事への意欲減少、それらの家族へのやる気減少の波及。さらには、社会全体の勢いが削がれることにつながります。患者にとって、職場復帰で得られる満足感は計り知れないものがあるでしょう。それは周りの社員などへのやる気を増幅させ、復帰することが絶対値で倍の効果を生み出すのです。

筆者は退院後4日で職場へ復帰しました。歩く、腕を動かすなど大きな動作はリハビリで回復していましたが、小さいスイッチを押すなどの細かい動作は社会生活を通じて行うリハビリでした。このため、自宅でも会社でも、時々「アッこれができない」などと気づいたことがたくさんありました。しかし、それを行うこともリハビリで、自分の進化を体感することでも

ありました。ただいちばん大変だったのは、電話です。相手のいうことを理解するのにまず時間がかかり、次に返す言葉がなかなかすぐには出てこない。これも回数を重ねて回復していきました。

　このように、すぐにこれまでどおりの仕事を行うことが困難な場合もありますが、復職は収入面だけでなくリハビリの効果も大きいといえます。

　2019年に実施された日本脳卒中協会「脳卒中患者支援プロジェクト患者調査」によると、復職率は会社経営者等で48.4％、正規雇用の会社員等で39.9％、非正規雇用の者で23.1％と低い結果となっています。復職ができないことは収入面への影響が非常に大きく、就労支援体制の整備が望まれています。

復職を実現させるためには職場の理解が必要

　復職時は、患者、家族、職場（上司・同僚）、主治医等の４者がかみ合わないと実現はしません。特に、他の疾患と比べて身体障害、高次脳機能障害など脳卒中独特の後遺症への理解が職場に普及しないと、復職してもやがて患者は阻害され、離れていくことになります。まだ大手企業しか十分に機能していないかもしれませんが、とりわけ、上司は産業医との連携を密にして患者の復帰を支援することが大切です。

　また、脳卒中を発症する年代層は定年前後の方が多く、いったん発症すると職場からはもう使えないとの判断がされてしまうことも多くあります。企業等での社員向け脳卒中教育など、職場環境の整備も重要です。

　研究では、患者が高学歴でホワイトカラーであり、セルフケアや自立歩行ができ、同僚の支援が得られる職場においては、復職が促進されると報告されています。一方、中高年の発症やブルーワーカーの職種、重度の片麻痺、失語・失行・失認などの高次脳機能障害がある場合などの復職は、厳しい状態にあるといえます（佐伯覚・蜂須賀研二「脳卒中後の復職―近年の研究の国際動向について」（総合リハビリテーション39巻４号387頁、2011年４月））。

　職場においても、脳卒中への知識不足のため復帰した患者への対応が不十分であると気づくことが多くあります。このため、即座に対応できるように、病院の医療スタッフと職場の産業医の近くにいる産業看護スタッフとの連携を日ごろから強くするなど、職場と医療との連携を深めておくのが望ましいでしょう。そしてまず、患者は復帰するという信念をもって、リハビリに取り組んでください。

 参考　脳卒中後の復職に関する研究

【概要】1990年以降、脳卒中発症前有職の8,810人を27年間評価された。

- 復職の促進要因
  - ①若年で復職に強い意欲を持っていること
  - ②高学歴、ホワイトカラーの職種
  - ③セルフケアおよび歩行が自立していること
  - ④家族、同僚の支援があること
- 復職の阻害要因
  - ①中高年齢での発症
  - ②肉体労働を主とするブルーワーカーの職種
  - ③多量の飲酒歴がある
  - ④重度の片麻痺
  - ⑤失語・失行・失認などの高次脳機能障害の合併
  - ⑥長期入院や長期の障害年金 など

（出所）　佐伯覚・蜂須賀研二「脳卒中後の復職―近年の研究の国際動向について」（総合リハビリテーション39巻4号387頁、2011年4月）

▼参考文献等

①岡田靖：別冊NHKきょうの健康『脳梗塞』、NHK出版
②正門由久、高木誠：『脳卒中～基礎知識から最新リハビリテーションまで』、医歯薬出版
③山口武典：『脳卒中ことはじめ第2版』、医学書院
④佐伯覚ほか：「脳卒中の復職の現状」日本脳卒中学会 第43回日本脳卒中学会学術集会
⑤豊田章宏：厚生労働省第1回治療と職業生活の両立等の支援に関する検討会資料「脳卒中患者の復職支援事業報告」

Q34

治療費などにどれくらいかかる？

心疾患は、突然の入院、手術となることが多くあります。入院日数はがんや脳卒中よりも短い傾向にあるため入院費はあまりかかりません。一方で、手術にかかる金額が大きくなることに留意が必要です。また、退院後もリハビリや毎月の通院、毎日の服薬が必要となることが多く、お金はかかり続けます。

心疾患にかかる費用はいくらくらい？

　心疾患の入院日数は比較的短く、年代によって大きく異なりますが、全体の平均で19.3日です（図表3-6）。入院費は比較的かかりませんが、高度な技術を要する手術を行わなければならないこともあるため、その場合は手術に関する費用が大きな負担となります。

　厚生労働省が公表している「平成29年医療給付実態調査」の疾病分類別1日当り診療費をみると、約14万円です（図表3-7）。その金額はほかの疾病と比べて群を抜いて高額であるといえます（図表3-8）。

　虚血性心疾患で入院した場合の治療費総額を、平均在院日数×1日当りの診療費（協会健保加入者の場合）で概算すると、19.3日×14万1,916円≒273万8,978円で、3割負担の場合は約82万円です。限度額認定証（👍 **Q36**（P127））の提示ができない場合は、窓口でおおよそこれくらいの金額を支払うことになります。なお、高額療養費制度を区分ウで利用すれば、自己負担額は約10万円となります（👍 **Q36**（P128））。

■図表 3 - 6　年齢階級別「心疾患（高血圧性のものを除く）」退院患者の平均在院日数

総数	0 〜14歳	15〜34歳	35〜64歳	65歳以上	75歳以上
19.3日	11.8日	10.0日	9.0日	22.2日	28.8日

（出所）　厚生労働省「平成29年患者調査」

■図表 3 - 7　制度別「虚血性心疾患」 1 日当り診療費

入院時

協会健保（一般）	組合健保	共済組合	国民健康保険計	後期高齢者医療
14万1,916円	14万9,918円	14万4,227円	12万5,894円	7 万3,419円

通院（入院外）

協会健保（一般）	組合健保	共済組合	国民健康保険計	後期高齢者医療
1 万2,487円	1 万2,502円	1 万1,766円	1 万2,450円	1 万1,248円

（出所）　厚生労働省「平成29年医療給付実態調査」

■図表 3 - 8　協会健保（一般）における三大疾病の 1 日当り診療費

悪性新生物＜腫瘍＞	6 万5,550円
脳血管疾患	4 万6,982円
虚血性心疾患	14万1,916円

（出所）　厚生労働省「平成29年医療給付実態調査」

　治療費ではありませんが、入院中の生活必需品の費用、家族が見舞いに来るための交通費もかかる場合があります。 1 つひとつの金額は高額ではありませんが、積み上げると結構な金額になります。**病気にならなければ、かかっていないお金**です。

　また、個室療養のほうが良い面もあります。

　この疾病はストレスも要因の 1 つといわれていますが、相部屋での気遣いはストレスのもととなることもあります。

　経営者や自営業者など、病室で軽度の仕事をしたいという方は個室が良い

でしょう。

　希望による個室の利用は全額自己負担ですが、心疾患の治療は気がねなく受けたいものです。

　しかし、筆者のような心筋梗塞の場合は、個室か一般病室かを選択するタイミングで、何日間入院するのかわからないため、お金の面で選択の判断に迷うところです。

退院後も毎月通院費用が発生、約1年後に検査入院が必要

　退院後は毎月通院し、検査や薬の処方により再発を予防します。厚生労働省「平成29年医療給付実態調査」によると、通院にかかる1日当り診療費は約1万2,000円で、自己負担3割であれば約3,600円かかります。

　さらに、毎日服薬する必要があるため、薬代がかかります。薬は長く飲み続けることとなります。つまり、**通院・服薬は一生続く**ことも考えられ、必要となる金額は長生きすればするほど高額になります。

　なお、**退院してから約1年後、検査入院をします**。カテーテル治療から1年経過する頃に血管内にとめているステントが再狭窄するリスクがあるため（👍 **Q22**(P76)）、再度カテーテルを入れて詰まっていないか検査します。カテーテルを入れるため、2泊3日の入院が伴います。筆者の場合は、約6万円かかりました（高額療養費適用なし・自己負担額）。

心疾患による収入への影響は？

「心疾患」による収入への影響は人それぞれです。会社員・公務員や自営業者なのか、入院や自宅療養の有無や、その期間、発症前の仕事内容などによって、その影響度合いの大きさは、さまざまであると考えられますが、心疾患により発症前と同じ仕事への復職がむずかしい場合もあります。

身体のことで仕事に不安を抱える

　心疾患患者の復職率は約 8 割という報告があります[9]。復職している人も約半数は、「体力的に自信がない」「再発再入院するかもしれない」という健康上の不安を抱えています。慢性心不全などで、体力が衰えている場合が多く、年初に掲げた仕事の目標達成へも少なからず影響が出ます。ボーナスや人事考課によって収入に影響が及ぶことも考えられます。

　同調査によると、離職する人の大半は医師や職場の勧めではなく、自主的に退職をしており、健康に不安を抱えながらも仕事を続けられるような環境があるかないかも影響するでしょう。狭心症・心筋梗塞で通院しながら働く人数は、ほぼ横ばいで推移しています（図表 3 - 9 ）。

　心疾患の場合、がんや脳卒中のように両立支援マニュアルはありません。

9　西村真人、根来政徳、岡本進一、他「心疾患入院患者の復職状況と患者特性」日本職業・災害医学会会誌　65: 118-124, 2017

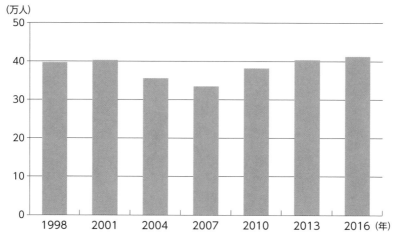

■図表3-9　通院しながら働く人数（狭心症・心筋梗塞）

（注1）　入院者は含まない。
（注2）　15歳以上の者。
（注3）　2016年の数値は、熊本県を除いたものである。
（出所）　厚生労働省政策統括官付世帯統計室「国民生活基礎調査」

ただ、厚生労働省では、病気を有しながらも仕事を継続することは、企業にとって継続的な人材の確保や生産性の向上につながり、わが国の経済活力の維持、社会保障の支え手となる観点からも重要と考え、心筋梗塞等の心血管疾患も含め、病気を有する者と仕事の両立支援について紹介しています[10]。

復職後も再発と併発により欠勤が続くことも

昨今、他の病気（精神疾患を含む）で長期休暇を取得し職場復帰後に心疾患を発症するなど併発するケースもあり、勤続年数が長い会社員でも収入への影響があります。特に、心疾患の場合、**再発リスク**には要注意です。再発

10　厚生労働省「平成30年厚生労働白書」

により有給休暇の消化を余儀なくされ、収入減少につながるケースもあります。

職場復帰後、異動になることも

　発症前の仕事や職場への復帰がむずかしいケースも珍しくありません。職場復帰をしたものの、罹患前と同じように仕事をできるとは限りません。前出の調査によると、復職した人の約 2 割は、罹患前とは違う作業を行う仕事に就いています。

　そのため、人事異動などで仕事や部署が変わり、収入が減る可能性もあります。ただし、こういうケースは恵まれた環境です。会社によっては、適切な復帰部署がなく、心疾患により、退職を余儀なくされるケースもあるようです。

　また、会社経営者や自営業者のように自身の身体が資本の場合も仕事への影響が大きいため、収入への影響もきわめて大きくなります。

家族の収入も減る可能性がある

　患者本人ばかりでなく、配偶者の収入に影響を与える場合もあります。筆者の場合、急性心筋梗塞で救急搬送後、13日間入院しました。妻はパート勤務でした。

　急な入院だったこともあり、入院中に必要な物の購入、病院への持参等、入院直後の数日間、妻はパート勤務を休まざるをえませんでした。入院後も、医師からの治療経過に関する説明の日には、早退することもありました。その結果、妻の収入は減少しました。

　このように、本人だけでなく家族の収入も減少することも覚悟しなければなりません。病気にならなければ発生しなかった支出増と収入減のダブルパンチです。

公 的 制 度 編

第 **4** 章

患者やご家族が
利用できる制度

「高額療養費」について知りたい！

 高額療養費は、医療費が高額でも一定額以上が還付される制度です。公的医療保険の加入者はだれでも利用できます。原則として、被保険者の申請による償還払いですが、立替払い不要の「限度額適用認定証」もあります。

「高額療養費制度」とは？

　日本の公的医療保険は、会社員等が協会けんぽや組合健保、自営業が国民健康保険、75歳以上が後期高齢者医療制度など、職業や年齢によって加入先が分かれています。ただ、そのいずれでも利用できるのが「**高額療養費制度**」（以下、高額療養費）です。

　この制度は、**医療費の高額な患者負担を一定額以下に軽減すること**を目的として、1973年に創設されました。

　医療機関や薬局の窓口で、医療費の負担割合（1割～3割）で計算された自己負担額の1カ月（歴月）の合計額が、一定額（自己負担限度額）を超えると、その超えた金額を還付する仕組みです。

　高額療養費の対象となるのは、原則として、**保険適用となる医療費のみ**。保険適用外の費用（差額ベッド代、先進医療の保険外負担分など）は支給の対象となりません。また、保険適用となる範囲でも、食費（入院時食事療養）や居住費（入院時生活療養）の一部負担分は適用外です。

　自己負担限度額（以下、限度額）は、公的医療保険の加入者の年齢（70歳未満／以上）と所得に応じて設定されています（図表4-1）。

「限度額適用認定証」で支払いが限度額以内に

　高額療養費の還付を受ける場合、まず病院窓口で医療費の自己負担分を支払い、後で加入している保険に申請すれば、3カ月ほどで還付されます。つまり、**被保険者の申請による償還払いが原則**です。

　しかし、一時的とはいえ、治療が長引いた場合など、高額な医療費を立て替えるのも大変です。そこで、入院時や確実に限度額を超えることがわかっている場合、事前に各保険の窓口に「**限度額適用認定証**（以下、認定証）」を申請し、利用者が病院の窓口に提示すれば、高額療養費の限度額以上の医療費の自己負担分を支払う必要はありません。

　認定証は、これまで入院時等のみでした。それが2012年4月から、外来でも利用可能です。

　また、医療費の支払いに充当するため無利子で高額療養費支給見込額の8割相当額の貸付を行う「高額療養費貸付制度」もあります。ただ、認定証が入院・外来で使用できるようになったため、利用者は減っています。

　なお、認定証は、70歳未満のみ交付されるもので、70歳以上は原則不要です（ただし、70歳未満の住民税非課税世帯は「限度額適用・標準負担額減額認定証」が交付されます）。

　認定証のかわりに、70歳以上75歳未満は「高齢受給者証」、75歳以上は「健康保険証」がその役割を果たしています。

　ただし、改正によって、2018年8月診療分から70歳以上のうち、所得区分が現役並みⅠ、現役並みⅡについては、認定証が必要です。健康保険証と高齢受給者証をあわせて病院窓口に提示することで、支払いが自己負担限度額まででですむようになっています（所得区分が一般、現役並みⅢについては、認定証は交付されない）。

■図表4-1　自己負担限度額

<table>
<tr><th colspan="2">所得区分</th><th>自己負担限度額</th><th>多数該当※2</th></tr>
<tr><td rowspan="5" style="writing-mode:vertical">70歳未満</td><td>①区分ア
（標準報酬月額83万円以上の方）
（報酬月額81万円以上の方）</td><td>25万2,600円＋
（総医療費※1－84万2,000円）×1％</td><td>14万100円</td></tr>
<tr><td>②区分イ
（標準報酬月額53万円〜79万円の方）
（報酬月額51万5,000円以上〜81万円
未満の方）</td><td>16万7,400円＋
（総医療費※1－55万8,000円）×1％</td><td>9万3,000円</td></tr>
<tr><td>③区分ウ
（標準報酬月額28万円〜50万円の方）
（報酬月額27万円以上〜51万5,000円
未満の方）</td><td>8万100円＋
（総医療費※1－26万7,000円）×1％</td><td>4万4,400円</td></tr>
<tr><td>④区分エ
（標準報酬月額26万円以下の方）
（報酬月額27万円未満の方）</td><td>5万7,600円</td><td>4万4,400円</td></tr>
<tr><td>⑤区分オ（低所得者）
（被保険者が市区町村民税の非課税者等）</td><td>3万5,400円</td><td>2万4,600円</td></tr>
<tr><th colspan="2">被保険者の所得区分</th><th>自己負担限度額</th><th>多数該当</th></tr>
<tr><td rowspan="5" style="writing-mode:vertical">70歳以上</td><td rowspan="3">①
現役並み所得者</td></tr>
<tr><td>現役並みⅢ
（標準報酬月額83万円以上で高齢受
給者証の負担割合が3割の方）
25万2,600円＋
（総医療費－84万2,000円）×1％　14万100円</td></tr>
</table>

<table>
<tr><th colspan="2">被保険者の所得区分</th><th>自己負担限度額</th><th>多数該当</th></tr>
<tr><td rowspan="3">①
現役並み所得者</td><td>現役並みⅢ
（標準報酬月額83万円以上で高齢受
給者証の負担割合が3割の方）</td><td>25万2,600円＋
（総医療費－84万2,000円）×1％</td><td>14万100円</td></tr>
<tr><td>現役並みⅡ
（標準報酬月額53万円〜79万円で高齢
受給者証の負担割合が3割の方）</td><td>16万7,400円＋
（総医療費－55万8,000円）×1％</td><td>9万3,000円</td></tr>
<tr><td>現役並みⅠ
（標準報酬月額28万円〜50万円で高齢
受給者証の負担割合が3割の方）</td><td>8万100円＋
（総医療費－26万7,000円）×1％</td><td>4万4,400円</td></tr>
<tr><td colspan="2">②一般所得者
（①および③以外の方）</td><td colspan="2">外来（個人ごと）：1万8,000円（年間上限14万4,000
円）
外来・入院（世帯）：5万7,600円［多数該当：4
万4,400円］</td></tr>
<tr><td rowspan="2">③低所得者</td><td>Ⅱ（※3）</td><td colspan="2">外来（個人ごと）：8,000円
外来・入院（世帯）：2万4,600円</td></tr>
<tr><td>Ⅰ（※4）</td><td colspan="2">外来（個人ごと）：8,000円
外来・入院（世帯）：1万5,000円</td></tr>
</table>

※1　総医療費とは保険適用される診察費用の総額（10割）。

※2　診療を受けた月以前の1年間に、3カ月以上の高額療養費の支給を受けた（限度額適用認定証を使用し、自己負担限度額を負担した場合も含む）場合には、4カ月目から「多数該当」となり、自己負担限度額がさらに軽減される。

※3　被保険者が市区町村民税の非課税者等である場合。

※4　被保険者とその扶養家族すべての方の収入から必要経費・控除額を除いた後の所得がない場合。

高額療養費の改正の内容と頻度には要注意！

高額療養費は、頻繁に改正が行われる制度の 1 つです。

最近では、2015年 1 月に70歳未満の所得区分が 3 段階から 5 段階に細分化。2017年 8 月、2018年 8 月には、70歳以上の現役並み所得者と一般所得者の限度額が引き上げされたうえ、現役並み所得者の所得区分が細分化されるなど、 2 段階で見直しされたばかりです。

高額療養費といえば、所得区分が一般の場合の「 8 万円＋α」が超えたら適用が受けられるというイメージが強いようです。しかし、所得によっては、限度額がそれ以上の患者も少なくありません。改正によって、70歳以上の方も、負担増となっているケースが見受けられます。

高額療養費は、高額な医療費を軽減させるマストアイテムともいうべき制度ですので、FPとして動向には注意しておきたいものです。

COLUMN　組合健保に加入している人は「付加給付」があるか要確認！

大企業などの組合健保等では、法定給付に加えて、独自の規約に基づき、任意で一定の上乗せ給付である「付加給付」を行っているところがあります。

たとえば、「高額療養費付加給付」（一部負担還元金など）は、高額療養費に該当しなくても、自己負担額が一定額（厚生労働省の指導では 1 人 1 カ月当り 2 万5,000円）を超えた場合、その超えた分を払い戻すという制度です。

付加給付は、本人だけでなく扶養家族も（あるいはやや厳しい条件で）受けられ、差額ベッド代や長期入院に対する給付、傷病手当金（👉 **Q38**（P133））や出産手当金に対する上乗せ給付など、さまざまなものがあります。

組合健保以外に、社員の互助会や福祉会、労働組合なども給付金を設けている場合もあります。いずれも、見落としがちですので、必ず福利厚生のしおりや健保組合等のウェブサイトでご確認ください。

■図表4-2　高額療養費制度の主な改正経緯（健康保険法関係）

制度改正 （施行）	高額療養費制度の改正内容	その他の主な制度改正
昭和48年 10月	・医療の高度化により高額の自己負担が少なくないことを踏まえ、被扶養者について高額療養費制度を創設	・被扶養者の自己負担の引下げ（5割→3割）
昭和56年 3月	・被保険者本人の低所得者について高額療養費を創設 ・被扶養者について低所得者の所得区分を創設	・被扶養者の入院3割→2割 ・本人一部負担金（定額）の引上げ
昭和59年 10月	・被保険者本人の低所得者以外にも高額療養費を創設 ・世帯合算方式の創設（合算対象基準額＝一般3万円、低所得者2万1,000円） ・多数回該当世帯の負担軽減を創設 ・高額長期疾病の特例（血友病、慢性腎不全）を創設	・被保険者本人の定率負担（1割）の導入 ・退職者医療制度の創設
平成8年 6月	・高額長期疾病の対象に後天性免疫不全症候群を追加	
平成13年 1月	・高所得者の実質的な負担率が低下していたことを踏まえ、上位所得者の区分を創設 ・一定額を超えた医療費の1％を自己負担限度額に加算	・一般保険料と介護保険料を合算した率に適用していた保険料率の上限を、一般保険料率のみに適用
平成14年 10月	・70歳以上について入院時の高額療養費の現物給付化 ・平均標準報酬月額に対する自己負担限度額の水準の引上げ（22％→25％） ・一般・上位所得者の合算対象基準額の引下げ（3万円→2万1,000円）	・保険料の総報酬制（ボーナスに標準報酬月額と同一の保険料率を賦課）を導入（平成15年4月施行） ・被保険者本人の3割負担の導入（平成15年4月施行）
平成19年 4月	・70歳未満について入院時の高額療養費の現物給付化	・現役並み所得のある高齢者の自己負担の引上げ（2割→3割）
平成21年 5月	・特定疾患治療研究事業と小児慢性特定疾患治療研究事業の療養に所得区分に応じた自己負担限度額を適用	
平成24年 4月	・70歳未満について外来時の高額療養費の現物給付化	
平成26年 4月	・70歳以上の一般所得者の自己負担限度額を引下げ（1割負担で適用されていた限度額を2割負担にも適用）	・高齢受給者（一般・低所得者） 　1割負担→原則2割負担
平成27年 1月	・70歳未満の所得区分を細分化（3段階→5段階）	
平成29年 8月	・70歳以上の現役並み所得者と一般所得者の限度額を引上げ ・一般所得者の外来自己負担額に年間上限を設定	
平成30年 8月	・現役並み所得者の所得区分の細分化・限度額引上げ ・一般所得者の外来上限額を引上げ	

（出所）　社会保険研究所「平成29年版医療・介護高額ガイド」

「高額療養費」について知りたい！

応用編

高額療養費制度には、「多数回該当」や「世帯合算」など、さらに負担を軽減できる仕組みがあります。

治療が長引いた場合の「多数回該当」とは？

　高額療養費は、 1 カ月の医療費が自己負担限度額（以下、限度額）を超えた場合に払戻しされるものです。ただし、治療が長引くなどした場合、さらに限度額が引き下げられる仕組みも設けられています。

　払戻しを受けた月数が、 1 年間（直近12カ月間）で 3 回以上あった場合、 4 回目以降、限度額が引き下げられるというもので、これを「**多数回該当**」といいます。

　70歳未満で、所得が一般の人（年収約370万円〜770万円）・区分ウは、多数回該当の限度額は月額 4 万4,400円です。ですから、高額療養費に該当するような治療を 1 年以上継続している患者であれば、多数回該当適用後の年間の医療費は53万2,800円（ 4 万4,400円×12カ月）が上限になります。

　なお、多数回該当は、同一保険者での療養に適用されますので、会社を退職して、健康保険から国民健康保険に変更になった場合、多数回該当は通算されず、リセットされる点は注意が必要です（**Q44**(P154)）。

　また、限度額適用認定証（**Q36**(P127)）を提示していても、多数回該当の適用を受ける場合は別途申請しなければなりません。

なお、高額療養費は、診療を受けた日の翌月1日から**2年で時効**を迎えます。制度自体を知らなかったり、病気が完治したため申請を忘れてしまったりする方もいますので、各保険者から年数回、郵送される「医療費のお知らせ」などを確認するようにしましょう。

家族で医療費がかかった場合の「世帯合算」とは？

　高額療養費の限度額の計算のルールは、「**歴月ごと**」「**医療機関ごと**（同じ医療機関でも医科と歯科、入院と外来は別々）」「**個人ごと**」が原則です。

　その例外が「**世帯合算**」という仕組みで、同じ公的医療保険に加入している被保険者とその被扶養者の医療費をまとめて申請できます。

　たとえば、夫は脳卒中、妻はがんを発症など、同時期に高額な医療費がかかった場合、それぞれの医療費だけでは限度額未満でも、同一世帯で同じ月にかかった別の医療機関に支払った医療費を合算できるのです。同一人が同じ月に2つ以上の医療機関にかかった場合も同様です。

　ただし、70歳未満の場合、合算できる自己負担は2万1,000円以上のみです（この金額以下でも、院外処方せんによる薬剤費などは処方せんの発行元の医療機関の自己負担と合算できます）。

　なお、この場合の世帯とは、同じ公的医療保険の記号番号[1]で管理されている家族を指します。

　したがって、夫婦共働きの会社員で、それぞれ健康保険に加入している場合は、同居する同一世帯であっても合算できません。

1　公的医療保険の保険証番号は、①保険者番号、②記号、③番号の3つで構成されており、このうち②③が個人に付番される記号番号。保険証の表面に記載されている。

Q38　働けなくなった場合の「傷病手当金」とは？

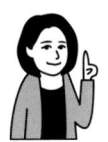

傷病手当金は、公的な所得補償の仕組みで、同一傷病に対して標準報酬日額の 3 分の 2 が最長 1 年 6 カ月支給されます。健康保険など被用者保険にはありますが、自営業や自由業者は利用できません。三大疾病など、再発リスクが高い疾病は、「社会的治癒」が認められれば、再発・転移等の際も再び受給できる可能性があります。

「傷病手当金制度」とは？

　病気とお金で心配なのは医療費（支出）ばかりではありません。入院や自宅での療養など、仕事を休まざるをえなくなると、その分、収入が減る可能性が出てきます。

　そこで公的制度には、収入減少に備えられる「**傷病手当金**」という所得補償の仕組みがあります。

　受け取れる傷病手当金の額は、**1 日につき標準報酬日額の 3 分の 2** です。たとえば、毎月の給与が30万円の場合、1 カ月すべて休んで無給ならば約20万円受け取れます。期間は **1 傷病につき 1 年 6 カ月間** です。

　ただし、この制度は、健康保険等の被保険者しか使えず、自営業や自由業などが加入する国民健康保険にはありません（建設業など同じ事業や職種ごとにつくられる「国民健康保険組合」には設けている場合あり）。

傷病手当金の3つの要件とは？

傷病手当金の受給要件は、次の3つの条件をすべて満たすことです。

①（業務上や通勤災害以外の）**病気やケガにより療養中であること**

②**働けない状態（労務不能）であること**

③**4日以上会社を休んでいること**（連続して3日間会社を休み、その後も休んでいる）

上記③について、会社を連続して休んだ最初の3日間を「待期期間」といい、会社所定の休日あるいは無給・有給にかかわらずカウントされます。たとえば、毎週土日が休日の会社の場合、土日月の休みでも待期期間は完成します。

ただし、休業中は給与（報酬）の支払いがない、あるいは、傷病手当金の金額より少額でなければいけません。無給でない場合、傷病手当金はその差額分のみの支給となります。

一般的には、年次有給休暇やリフレッシュ休暇、積立休暇²などを利用してもなお治療が長引くといった場合に検討したい制度です。

再発リスクのある場合の「社会的治癒」とは？

傷病手当金が支給されるのは支給開始日から1年6カ月です。この間、体調が良くなって復職しても、その期間は支給されません。そして、再び体調が悪くなって療養に入ると、待期期間はなく、すぐに受給できます。

つまり、1年6カ月というのは、受給可能期間ではなく、1年6カ月経過後に、その傷病で休んでも、支給は打ち切られるということです。ですから、患者は、体調や治療の状況に応じて、いつから申請を出すべきか非常に

2　時効消滅した年次有給休暇

悩まれます。

　なお、傷病手当金の平均支給期間は164.06日（約5.5カ月）です。傷病別にみると、最も長いのが精神および行動の障害（212.16日）、神経系の疾患（190.40日）、循環器系の疾患（189.25日）となっています[3]。

　また、傷病手当金は、同一傷病につき1回の支給が原則です。ただし、がん、脳卒中、急性心筋梗塞など、再発する可能性の高い疾病の場合、この条件が適用されないこともあります。

　つまり、休業によって傷病手当金を受給した後に復職し、社会通念上相当の期間支障なく働けていた場合を「**社会的治癒**」として扱い、再発を便宜上別の病気として、再び傷病手当金を受給できるわけです。

　最終的な判断は、加入先の保険者に委ねられます。FPとしては、迷ったら確認してみるよう患者にお勧めしてください。

　このほか、休職して傷病手当金を受給中に、他の疾病を発症するケースも見受けられます（たとえば、精神疾患で休職中にがんを発症など）。その場合、傷病手当金を一度受け取っているため、もう受け取れないと思い込んでいる方もいます。

　「傷病手当金のことをまったく知らなかった」という方や傷病手当金を受け取ることで「会社に迷惑がかかるのでは……」と気にされる方などもいます。FPとしては、適切な給付が受けられるようアドバイスが必要です。

3　全国健康保険協会「全国健康保険協会管掌健康保険　現金給付受給者状況調査報告（平成30年度）」

Q39

仕事を辞めた後に受け取れる「基本手当」とは？

雇用保険の基本手当は、退職後、失業中の生活をまかない、離職者が就職活動に専念するため、失業前の賃金の一定割合を給付する制度です。基本手当の受給期間は原則、離職した日の翌日から1年間です。療養中ですぐに働けない場合、受給資格延長の手続をしておくと安心でしょう。

雇用保険の「基本手当」とは？

雇用保険は、労働者が失業した場合などに必要な給付を行い、労働者の生活および雇用の安定を図るとともに、再就職の援助を行うことなどを目的とした制度です。

雇用保険から支給される失業等給付には、「求職者給付」「就職促進給付」「教育訓練給付」「雇用継続給付」があり、このうち求職者給付の中心となるのが、「基本手当」です。

基本手当の額は、「基本手当日額（離職前6カ月の給与の総支給額[4]の合計÷180）×給付率[5]」で計算されます。目安として、給与の総支給額が平均して月額約30万円の場合、月額16万5,000円（離職時の年齢が60歳以上65歳未満は月額約13万5,000円）です。

所定給付日数は、雇用保険の被保険者期間や年齢、離職理由によって異な

4　保険料等の控除前の額。賞与は除く
5　離職時の年齢、賃金により45%〜80%

りますが、特定受給資格者および一部の特定理由離職者[6]（就職困難者を除く）は90日～330日となっています。

　特に、病気治療のため、有期の雇用契約が満了し、更新されなかった方は、特定理由離職者と認められれば、退職理由が自己都合であっても、会社都合で退職した特定受給資格者と同じ条件で基本手当が受けられる可能性があります。

「基本手当」の受給要件は？

　基本手当の受給対象は、65歳未満の雇用保険の被保険者のうち、次の2つの要件を満たしている方です。

　①**失業していること**

　②**離職日以前の2年間に、賃金の支払いの基礎となった日が11日以上ある月**（被保険者期間）**が通算して12カ月以上あること**。ただし、特定受給資格者・特定理由離職者については、離職日以前1年間に被保険者期間が通算して6カ月以上あること。

　なお、2017年4月1日から、雇用保険の基本手当について、受給期間延長の申請期限が変更されています。改定では、延長後の受給期間の最後の日までの間であれば、申請が可能です。

　また、2017年1月1日に雇用保険法が改正され、65歳以上の離職者は基本手当の代わりに「高年齢求職者給付金」が受給できます。

　基本手当と異なり、一時金（被保険者期間1年未満は基本手当日額30日分、1年以上は50日分）ですが、年金と同時に受給できます。

6　倒産や解雇、有期雇用契約の満了、正当な理由のある自己都合等により離職した方

療養のためすぐに働けない場合は「受給資格期間」の延長を

基本手当を受給するには、退職後に会社から渡される離職票を、自分の住所地を管轄する公共職業安定所（ハローワーク）に持参して、求職の申込みを行うなど、所定の手続が必要です。

基本手当の受給期間は、原則として**離職日の翌日から1年間**です。給付の対象となるのが「積極的に就職しようとする意思がある」「いつでも就職できる能力（健康状態・環境など）がある」「積極的に仕事を探しているにもかかわらず、現在職業に就いていない」方です。

そのため、三大疾病等に罹患した患者の場合、療養のため離職し、条件を満たすのがむずかしいケースも考えられます。そこで、病気などの理由で、引き続き30日以上働くことができない場合、**受給期間延長の手続**をしておきましょう。

そうすれば、体調が戻り再び就職活動をするときに退職時の受給資格で基本手当を受給できます。延長期間は、最長3年（本来の受給期間の1年を含めると合計4年）です。

傷病手当金と基本手当は併給できない

傷病手当金を受給中に退職した方は、一定の要件[7]を満たせば、傷病手当金を継続して受給できます（「資格喪失後の継続給付」）（傷病手当金については👍**Q38**(P135)）。

ただし、**傷病手当金と基本手当は同時に受給できません**。給付目的が相反するものだからです。退職後、療養のため働けないのであれば傷病手当金、

---

7 ①健康保険の被保険者資格を喪失した日の前日（退職日）の時点で継続1年以上（任意継続被保険者であった期間は除く）被保険者であった期間があること、②資格喪失時に傷病手当金を受給、もしくは受給できる状態にあったこと。

療養中であっても働けるのであれば基本手当を受給することになります。

　ただし、併給できませんが、時期をずらして受け取ることは可能です。たとえば、受給期間延長の手続を行ったうえで、基本手当を留保しておき、傷病手当金の受給が終了し、体力が回復したところで求職活動をしながら、基本手当を受給することはできます。

　ただ、これはあくまでも理想のパターンです。すべてがこれに該当するとは限りません。患者のなかには、できるだけ多くの給付を受け取りたいがために、つじつまがあわなくなってしまう方もいます。

　FPとしては、給付の本来の趣旨に沿った適切な受給ができるようアドバイスに努めましょう。

　なお、自由業・自営業者は、傷病手当金だけでなく、基本手当もありません。預貯金や就業不能保険などの民間保険で備える必要があります。

■ 図表 4 - 3　雇用保険の種類

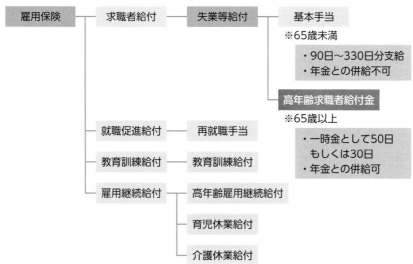

Q40 三大疾病でも「障害年金」が
受け取れるの？

「障害年金」は、傷病によって一定の障害状態にあるとき、生活を保障するために支給される公的年金です。対象疾患は幅広く、三大疾病でも受給できる可能性はあります。

「障害年金」とは？

障害年金の「障害の状態」は、視覚障害や聴覚障害、肢体不自由等だけでなく、がんや脳卒中、心疾患、呼吸器疾患、糖尿病などの内部疾患によって、仕事や生活が著しく制限を受ける状態になった場合も含まれます。

障害年金は、障害の原因となった傷病で、はじめて診療を受けた日（初診日）に、どの公的年金制度に加入していたかで年金の種類が変わります。

初診日に加入していたのが国民年金の場合は「障害基礎年金」、厚生年金の場合は「障害厚生年金」が（障害等級1または2級であれば、「障害基礎年金」も同時に）請求できます。

「障害年金」の受給要件は？

障害年金を受給するには、次の3つの条件を満たす必要があります。

①**初診日に20歳以上65歳未満であること**（初診日基準のため現在65歳以上であっても対象。20歳前に障害を発病した場合は20歳未満でも対象になる）

②**障害認定日に障害等級表の1～3級（国民年金は1級または2級）に該当していること**

③**保険料の納付要件を満たしていること**

上記②の「障害認定日」とは、基本的に、**初診日から１年６カ月を経過した日**をいいます。１年６カ月前に病気やケガが治った（症状が固定し、これ以上治らない）場合はその日です。

ただし、障害認定日には例外があり、たとえば、大腸がんで人工肛門を造設あるいは潰瘍性大腸炎で大腸全摘出、膀胱がんで膀胱全摘出による新膀胱という尿路変更術を施した場合は手術から６カ月、新膀胱や咽頭全摘出は摘出日、心疾患でペースメーカー、ICD（植込み型除細動器）、人工弁を装着した場合は装着日となっています。

障害年金の障害の程度の目安は図表４-４のとおりです。等級を判断するものとして「国民年金・厚生年金保険　障害認定基準」があります。

上記③の保険料の納付要件は、初診日の前日において初診日がある月の２カ月前までについて、以下のいずれかを満たしていることです。

①**加入期間のうち、３分の２以上の期間が納付または免除されている**
②**直近１年間に保険料の未納期間がない**（初診日が2026年４月１日前にある場合）

障害年金はどれくらい受け取れる？

障害基礎年金は、１級、２級に該当する場合のみ支給され、金額も一律です。

18歳未満の子どもがいる場合は加算がつき、障害等級２級で子どもが２人の場合、年額123万1,500円（月額約10.3万円）となります（以下、2020年度価格）。

障害厚生年金は、１級～３級と範囲が広く、それよりも障害の程度が軽い場合は、一時金が受け取れる障害手当金もあります。

金額は、収入（平均標準報酬月額）や厚生年金の被保険者期間によって異なり、生計維持関係にある65歳未満の配偶者（事実婚含む）がいる場合、配

■図表4-4　年金における障害等級の判断の目安

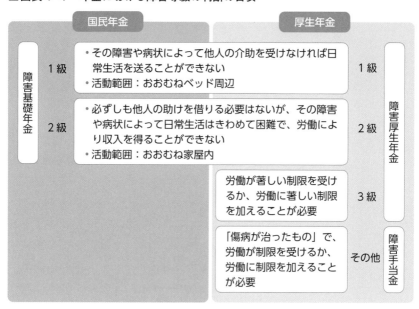

偶者加給年金が加算されます。

　障害厚生年金の受給額は幅があり、1級で約15万円、2級で約12万円、3級で約6万円が支給されている方が多いようです。

　なお、2019年10月から一定の条件を満たせば、障害年金の受給者にも「年金生活者支援給付金」が支給されています。

障害年金を受給する際の注意点は？

　障害年金を受給する際には、次のような注意点があります。障害年金の申請は、書類も多く複雑で専門知識が必要です。また審査には3～4カ月かかりますので、できるだけ無収入の期間をつくらないよう、早めに障害年金に特化した社会保険労務士や病院の相談支援センターに相談するよう、お勧めしましょう。

・障害年金は、就労を理由に支給が停止あるいは減額することはない。ただし、20歳前の傷病による障害基礎年金は、保険料を納付していないため所得制限が設けられており、所得金額に応じて支給停止されることがある。

・身体障害者手帳（👍 **Q41**（P144））と障害年金の障害等級はまったく別物で、連動しているわけではない。身体障害手帳をもっていなくても、障害年金を受けることができる。

・健康保険の傷病手当金（👍 **Q38**（P133））を受給している場合、同一の傷病について障害厚生年金または障害手当金が支給されると傷病手当金は打ち切られ、同時に受給することはできない（実務的には、傷病手当金を受給している方が、 1 年 6 カ月の受給期間が終了してもなお一定の障害が残っているような場合、障害年金を申請する流れとなる）。

・老齢基礎年金を繰上げ受給している人が、65歳前に一定の障害を負って障害年金が受給できる要件を満たしたとしても、 1 人 1 年金の原則から 2 つの年金を併給することはできない。

■**図表 4 - 5　障害年金の金額**（2020年度）

等級	障害基礎年金	障害厚生年金
1 級	78万1,700円×1.25＋子の加算	報酬比例部分①×1.25＋配偶者の加算②
2 級	78万1,700円＋子の加算	報酬比例部分①＋配偶者の加算②
3 級	－	報酬比例部分①
	●子の加算 第 1 子・第 2 子　　各22万4,900円 第 3 子以降　　　各 7 万5,000円 ※子とは次の者に限る ・18歳到達年度の末日（ 3 月31日）を経過していない子 ・20歳未満で障害等級 1 級または 2 級の障害者	①報酬比例部分 加入期間中の報酬および加入期間によって決まる年金額 　（注 1 ）被保険者期間が300月に満たない場合は、300月として計算 　（注 2 ） 3 級には最低保障（58万6,300円）あり ②配偶者の加算（※対象者のみ） 　配偶者の加給年金額　22万4,900円

Q41 「身体障害者手帳」にはどのような メリットがある？

身体障害者手帳が交付されると、障害の程度や種類に応じて障害福祉サービスや公共料金・交通機関の運賃、公共施設の利用料金の割引や各種税金の減免等が受けられます。身体障害者手帳の障害認定は、疾病によりその障害が永続し、生活動作が不自由であることを前提に行われます。

「障害者手帳」とは？

障害者手帳は、**市区町村が行う公的福祉サービス**で、病気やケガなどで日常生活に支障がある場合に交付されるものです。

障害者手帳には、①「身体障害者手帳」、②「精神障害者保険福祉手帳」、③「療育手帳」の３つがあり、①は、身体障害者福祉法に定めた病気やケガによる身体障害（１〜６級[8]）を対象にしています。

手続は、**住所地のある市区町村の障害福祉担当窓口**で行い、申請時に、都道府県知事の指定する医師の診断書が必要です。

これらの障害状態に該当すると認められた場合、申請から１カ月程度で手帳が交付され、障害の程度や種類に応じて障害福祉サービス等や公共料金の割引、各種税金の減免等のサービスが受けられます（図表４-６参照）。

なお、各自治体のほか、民間でも独自に福祉サービスを設けている場合もあります。

8　７級の障害について、単独では交付対象となりませんが、７級の障害が２つ以上重複する場合または７級の障害が６級以上の障害と重複する場合に対象となります。

「身体障害者手帳」の対象となる疾患は？

　身体障害者手帳は、身体障害者福祉法に基づき交付されます。対象となる疾患は、「視覚、聴覚、平衡機能、音声・言語・そしゃく、肢体（上肢、下肢、体幹）不自由、心臓、腎臓、呼吸器、膀胱・直腸、小腸、ヒト免疫不全ウイルスによる免疫機能、肝臓に永続する障害」がある方です。

　たとえば、脳卒中による言語障害や意識障害、身体の麻痺などの後遺症などが対象になる可能性があります。

　身体障害者手帳は、**疾病によってその障害が永続し、生活動作が不自由であること**を前提とした制度です。そのため、障害認定は、治療等から一定期間経過後の安定した時期を経て、障害が固定した後に行います。

　したがって、障害の原因となる疾病を発症して間もない時期や障害が永続しないと考えられる場合（たとえば、一時的な人工肛門造設など）は、認定の対象とならないことがあります。

　障害の内容や程度により障害固定の時期は異なりますが、目安として、脳梗塞による肢体不自由の障害が残った場合、発症から障害固定までの期間をおおむね 6 カ月としている自治体が多いようです。

　一方、障害年金（👉 **Q40**（P140））の障害等級は、定期的に障害状態の現状をチェックすることを前提にしており、補装具などを装着した状態または継続療養の効果をふまえたうえで、障害の程度が評価されます。

　このように、身体障害者手帳と障害年金では、障害等級の判断基準が異なる点には注意しましょう。

「身体障害者手帳」があれば障害者雇用の選択肢も

　近年、国は障害者雇用に注力しています。2018年 4 月 1 日から障害者の法定雇用率は、民間企業の場合、現行2.0％が2.2％に引き上げられ（国、

地方公共団体等は2.3%→2.5%)、対象となる事業主の範囲も従業員50人以上から45.5人以上に拡大されました。さらに法定雇用率は、2021年4月までに＋0.1%引き上げられる予定です。

　これらの雇用率は、身体障害者手帳等を所持している方が対象ですので、患者が再就職する際に、一般採用だけでなく、障害者雇用でも応募できる可能性があるなど、選択肢の幅が広がることも考えられます。

■図表4-6　身体障害者手帳で受けられる主な福祉サービス

税金の減免	所得税・住民税の所得控除、住民税の非課税
	利子等の非課税（マル優、特別マル優）
	自動車・軽自動車税、自動車取得税の減免
	個人事業税の減免等
	障害者用品の消費税の非課税
	相続税の障害者控除、特別障害者に対する贈与税の非課税など
交通機関等の割引	バス、JR運賃の割引
	有料道路通行料金の割引
	航空運賃の割引
	タクシー料金の助成・割引
公共料金の減免	NHK放送受信料減免
	郵便料金の割引
	美術館、博物館、映画館など公共施設の利用料の減免
装身具および日常生活用具	身体機能の障害を補い、日常生活を容易にする器具（補聴器、車いすなど）を交付・修理
	生活用具（特殊ベッド、ストーマ用具）への給付
住宅改修費の助成	手すりや段差解消など小規模な住宅改修が対象
自動車改造の助成	本人や家族などが使用する自動車のハンドルやブレーキ、アクセルなどを使いやすいように改造する費用
自立支援医療の給付	身体障害者手帳所持者で治癒することにより日常生活の向上が見込まれる場合（人工透析、心臓の手術を受ける方など）
障害者雇用	ハローワークにおける障害者相談窓口の利用、障害者求人への応募

「医療費控除」でどのくらい戻ってくる？

医療費控除は、1年間（暦年）にかかった医療費が世帯合計で10万円（所得が200万円未満の場合は収入の5％）を超えた分が、控除対象となる制度です。2017年からスタートしている「セルフメディケーション税制」と比較して、還付の多いほうを選ぶことが可能です。

「医療費控除」とは？

　医療費控除は、その年の1月1日から12月31日までの間に、本人または生計を一にする家族（配偶者、子どもなど）のために、**10万円以上の医療費**を支払った場合、翌年の確定申告によって所得控除が受けられる制度です。

　対象となる医療費は、医療機関等で支払った医療費以外にも、ドラッグストアで購入した市販の医薬品の費用や、通院や入院のための交通費、公共交通機関での移動が困難なためのタクシー代なども対象になります（図表4 - 8参照）。

　ポイントは、保険診療か否かにかかわらず、それが**病気治療あるいは療養のための費用かどうか**です。ですから、保険適用でなければ対象とならない高額療養費と異なり、保険適用外の自由診療や先進医療も対象となります。ただし、乳房切除後の乳房再建費用や頭頸部がん切除後の顔面再建費用など、術式によって対象か否かの判断が分かれるものもありますので、確認が必要です。

「医療費控除」でどのくらい還付が受けられる？

医療費控除の計算式は次のとおりです（図表 4 - 7 参照）。

たとえば、課税所得300万円で所得税率10％の場合、医療費100万円を支払った場合、戻ってくるお金は 9 万円（100万円—10万円×10％）です。

また、所得金額が200万円（給与のみの場合で年収約310万円）未満の場合、医療費が「所得金額× 5 ％」を超えていれば医療費控除を受けることできます。

還付されるのは、医療費控除額そのものではなく、控除額に所得区分に応じた税率を乗じた金額です。そのため、夫婦共働き世帯の場合、**所得が多いほう**がまとめて医療費を支払い、申告をしたほうが、**所得税の還付額も大きく**なります。

また、計算の際には、高額療養費（ 👍 **Q36**(P126)）や民間保険の入院

■図表 4 - 7　医療費控除の計算式

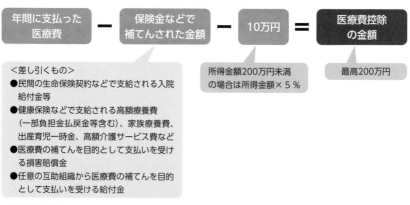

給付金などを差し引く必要があります。あくまでも、純粋な自己負担額のみが対象となるわけですが、何を控除すべきかといったご相談も多いので、混同しないようにしましょう。

医療費控除の特例「セルフメディケーション税制」とは？

　基本的に、医療費控除は、１年間の医療費が10万円以上でなければ適用されません。そこで2017年１月１日から2021年12月31日までの５年間、医療費控除の特例として「**セルフメディケーション税制**」がスタートしています。

　この制度は、OTC医薬品といわれる市販薬で一定条件に該当する医薬品を１万2,000円以上購入した場合、最大８万8,000円まで、その年分の総所得金額から控除されるというものです。

　ただし、**医療費控除と併用ができません**ので、還付される額を比較して、いずれかを手続するようにしましょう。日本一般医薬品連合会のウェブサイトなどでは、どちらがお得か試算できます。

　いずれの制度も確定申告が必要ですが、2017年分から、医療費控除の確定申告の方法が領収書添付から明細書に変更されています。

　患者のなかには、「申告方法がわからない」「治療中で申告する気力がわかない」「高額な領収書や明細書の山をみたくない」など、手続きしていない方も少なくないようです。**過去５年以内のものであれば還付申告が可能**ですので、FPとしては、申告漏れがないようアドバイスしてください。

■ 図表4-8　医療費控除の対象となるものとならないもの

項目		具体的な内容
認められるもの	医療費	・医師や歯科医師による診療や治療費 ・自由診療や先進医療など保険診療以外でも、医師が治療行為として行った場合は対象となる ・リハビリ専門病院の入院費用 ・乳房再建の費用（術式によって異なる。美容目的のものは対象外）
	通院に関する交通費	・電車代、バス代、タクシー代 ・小児の場合など付添人の交通費
	療養に関する費用	・市販の医薬品購入費 ・治療に必要な医療用具の費用（心臓ペースメーカーの取付けおよび電池の交換費用・人工肛門用装具・人工膀胱用装具費用：医師による「ストーマ装具使用証明書」が必要） ・あんま・マッサージ指圧師・はり灸師・柔道整復師による治療のための費用（健康維持のためのものは対象外）
	在宅医療に関する費用	・訪問診療（往診）費 ・医師訪問診療の交通費 ・訪問看護・訪問リハビリ・訪問入浴・通所介護・ショートステイなど ・保健師、看護師などによる療養上の世話への費用 ・おむつ（医師による「おむつ使用証明書」が必要）
	同居・同一生計の親族の医療費	・配偶者、子どもの医療費 ・親の医療費
認められないもの		・医師への処方に基づかない補完代替医療にかかる費用 ・自己都合による差額ベッド代 ・予防接種費用 ・かつら・医療用ウィッグ、帽子などの購入費用 ・人間ドックなどの費用（異常がなかった場合） ・医師への謝礼など ・マイカーのガソリン代、駐車場代（やむをえず使用した場合は認められることも） ・入院中の食事代

「介護保険」は利用できる？

公的介護保険（以下、介護保険）は、65歳以上の高齢者だけでなく、40歳〜64歳でも、老化に起因する特定疾病によって要介護状態になった場合、介護サービスを受けられます。介護保険サービスの自己負担額は年齢や年収に応じて1割〜3割ですが、高額介護サービス費を利用すれば、上限額までの支払いですみます。また、医療費と介護費が高額になった場合の合算療養費制度の利用も可です。

がんや脳卒中でも「介護保険」は使える？

　介護保険は、65歳以上が「第1号被保険者」、40〜64歳以下が「第2号被保険者」となっています。

　前者は、**要介護状態の原因を問わず、介護サービスを受けることができます**が、後者は、介護保険法施行令（平成10年政令第412号）第2条で定める16種類の**「特定疾病」に該当し、医師から治療困難な状況で介護が必要と認定された人しか利用できません**（図表4-9参照）。

　特定疾病に該当する40歳以上の方なら、要介護認定を受けたうえで、介護保険のサービスの利用が可能です。ちなみに、がんは、医師が一般に認められている医学的知見に基づき、回復の見込みがない状態が判断の目安です。

　生活保護を受給中の方は、介護保険料を納付していないため、第2号被保険者には該当しませんが、生活保護費のなかの介護扶助費から介護が受けられるようになっています。

■ 図表 4 - 9　16種類の特定疾病

> がん／関節リウマチ／筋萎縮性側索硬化症（ALS）／後縦靱帯骨化症／骨折を伴う骨粗鬆症／初老期における認知症／パーキンソン病関連疾患／脊髄小脳変性症／脊柱管狭窄症／早老症（ウェルナー症候群）／多系統萎縮症／糖尿病性神経障害、糖尿病性腎症、糖尿病性網膜症／脳血管疾患／閉塞性動脈硬化症／慢性閉塞性肺疾患／両側の膝関節または股関節に著しい変形を伴う変形性関節症

どのような介護サービスが受けられる？

　介護保険の適用が受けられれば、在宅で看護を受けるときなど、一定の自己負担（65歳以上は1割または一定以上の所得のある場合は2割、特に所得の高い場合は3割。40歳〜64歳までは1割）で介護サービスや福祉用具の貸与、住宅改修（段差の解消、手すりの取付けなど）の費用の支給などが受けられ、QOLの質も向上します。

　具体的に、がん患者の利用が多い介護サービスは、電動ベッドや車いすの貸出し、入浴サービス、買い物や料理、掃除などの家事代行やポータブルトイレの貸出しなどです。

　なお、介護保険は申請から認定までおおむね1カ月以上かかります（ただし、申請からサービスを受けることも可）。

　治療によって体力が低下する、あるいはリハビリが必要になると予測できる場合には、早めに申請の準備をしておくと安心です。

　要介護認定は、入院中でも受けられますし、本人以外に家族やケアマネジャーが代行して申請することもできます。利用する場合は、主治医や看護師等に相談しましょう。

医療費だけでなく介護費も高額になったら？

　介護費が高額になった場合、「**高額介護サービス費**」が利用できます。こ

れはいわば、高額療養費の介護保険版の制度です。

　さらに、医療費だけでなく介護費の自己負担が高額になった場合、負担軽減の仕組みとして「**高額医療・高額介護合算療養費制度**」があります。

　これは、毎年 8 月 1 日から翌年 7 月31日までの 1 年間の医療保険と介護保険の自己負担を合算した額が、一定の自己負担限度額を超えた場合、住所地の市区町村に申請をすることによって、限度額を超えた分が支給されるというものです。たとえば、70歳未満で標準報酬月額28万～50万円の場合、年額67万円を超えた部分が戻ってきます（ただし、超過した金額が500円以下であれば支給されません）。

　一方、介護する側のご家族等は、雇用保険の「**介護休業給付**[9]」や育児介護休業法に基づいて定められた「**介護休業**」や「**介護休暇**」などを利用して、介護にかかる費用負担を軽減したり、仕事を休んで介護したりすることができます。

介護保険が利用できない場合は「障害者総合支援法」の活用も

　介護保険は、要介護状態になった場合の心強いミカタです。しかし、介護保険を受けるためには一定の要件があり、特に現役世代は、要介護状態であっても介護保険のサービスが利用できない人もいます。そこで、「障害者総合支援法」による福祉サービスを利用することを検討してみましょう。障害者総合支援法とは、障害者の自立と共生を総合的に支えるためにつくられた法律です（「障害者自立支援法」が改正され、2013年 4 月 1 日より施行）。このなかには「訪問介護」や「居宅介護」など介護保険と同種のサービスもあります。なお、介護保険との併用はできません。

9　要介護状態にある対象家族を介護する雇用保険の被保険者が受給できる。支給額は休業前の給与の67％（2016年 8 月以降に開始の場合）

Q44 会社を辞めた後の健康保険は どう選ぶべき？

退職後の健康保険は、①健康保険の任意継続被保険者制度を利用する、②国民健康保険に加入する、③家族の被扶養者になる、という3つの選択肢があります。選ぶポイントは「保険料」と「利用できる保険給付」の2つ。いずれも手続に期限が設けられていますので、退職後にすみやかに手続できるよう準備しておきましょう。

退職後の健康保険の3つの選択肢

　病気あるいは定年などで退職する場合、退職後の健康保険を退職前に考えておく必要があります。退職後も療養に専念、あるいはすぐに就職するのかによって加入先が変わってくるからです。

　まず、定年退職など、そのまま同じ会社等で継続して働く場合や再就職する場合、その勤務先の健康保険に加入すれば問題ありません。

　それ以外の場合、①**健康保険の任意継続被保険者制度（以下、任継）を利用する**、②**国民健康保険（以下、国保）に加入する**、③**家族の被扶養者になる**、という3つの選択肢のいずれかを選ぶことになります。

　なお、どれを選んでも、高額療養費（👉 **Q36**(P126)）は利用でき、75歳以上になれば、後期高齢者医療制度に加入します（図表4-10参照）。

それぞれの特徴と選ぶポイントは？

３つの選択肢の主な特徴は次のとおりです（図表 4 -11参照）。

選ぶ際のポイントは、「**保険料**」と「**利用できる保険給付**」の２つです。

保険料については、いずれも医療機関等の窓口負担が原則３割ですので、支払う保険料を比較して、割安なほうを選びます。

最も負担が軽いのは、**家族の被扶養者になること**です。ただ、該当する家族がいないor要件を満たさないケースも少なくありません。

なお、被扶養者の収入には、パート等の収入以外に健康保険の傷病手当金（👍 **Q38**（P133））や雇用保険の基本手当（👍 **Q39**（P136））、公的年金なども含まれます。加入先によっては、被保険者との続柄や同居要件などの条件を設けている健保組合もありますので要確認です。

③のハードルが高いとなると、実際には、①②のいずれかを選ぶことになります。

■図表 4 -10　退職後の健康保健

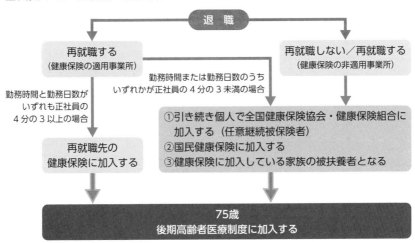

正確な保険料が知りたければ、退職前に、会社の人事部等で任意継続保険料、市区町村の担当窓口で国民健康保険料を確認しておきましょう。

また、利用できる保険給付については、国保よりも任継のほうが給付金や手当金が充実していますし、任継であれば扶養家族も引き続き加入可。さらに、付加給付がある場合や高額療養費の多数回該当（👍 **Q37**(P131)）によって自己負担限度額が低くなっている場合は要注意です。

加入する保険が変更になると、**付加給付が利用できなくなったり、多数回該当のカウントがリセットされたりして、医療費の負担が高額になる可能性がある**からです。

■ 図表 4 -11　退職後の公的医療保険の 3 つの選択肢

	任意継続被保険者	国民健康保険	家族の被扶養者
加入要件	退職日までに継続して 2 カ月以上の被保険者期間がある	他の公的医療保険に加入していない	三親等以内の親族と生計を維持し、収入・世帯要件※2を満たしている
手続の期限	退職日の翌日から20日以内	退職日の翌日から14日以内	退職日の翌日から 5 日以内
保険料	在職時の約 2 倍（上限あり※1）	前年度の所得額や保有財産等を使って計算	なし
家族の保険料	家族を扶養に入れることも可（条件・手続要）	本人・家族でそれぞれ保険料がかかる	―
特徴	加入期間は原則 2 年間。健保組合の場合、付加給付が受けられることもある。保険料を期日まで支払わなければ資格を喪失する	扶養家族という考え方がなく、世帯年収が高い、加入者数が多いほど、保険料が高くなりがち	保険料負担がないが、要件を満たさなければ加入できない

※ 1　協会けんぽの任意継続被保険者の標準報酬月額の上限は30万円（2019年度）で、上限の目安は 3 万円（30万円×10％（保険料率は都道府県で異なるがおおよそ10％程度））となる。

※ 2　年収130万円未満（60歳以上または障害者の場合、年収180万円未満）で、同居の場合は収入が扶養者の年収の 2 分の 1 未満。別居の場合は収入が扶養者からの仕送り額未満。

　退職後も治療が継続する場合、今後の治療スケジュールを考慮して、医療費の負担がどうなるか必ず試算しておきましょう。

任継と国保を選択する場合の注意点は？

　保険料のポイントは、「住所地」「加入者の収入」「扶養家族の有無」です。とはいえ、一般的に、国保の保険料は、定年前の収入が高い人ほど、退職した翌年に高くなります。ですから、保険料を比較すると、**退職1年目は任継、2年目は国保のほうが安くなるケースが多い**ようです。

　ただし、任継の加入は任意ですが、資格喪失は再就職や保険料未納、後期高齢医療制度への移行の場合のみで、任意ではありません。

　そもそも任継は、次の会社に就職し、健康保険の資格を取得するまで無保険期間をつくらないための「つなぎ」の制度という位置づけです。

　退職後も治療が長期間続く予定で、再就職しないのであれば、退職当初は任継のほうが保険料は安くても、2年目以降を考慮すると、国保のほうが保険料が安くなることも予想されます。

　さらに国保には、生活や医療費の支払いが困難な方を対象に、各自治体の条例や規約で定められた窓口での自己負担や保険料を減免できる制度もあります。いずれを選ぶかは、保険料だけでなく、治療スケジュールや再就職の見通しなどもふまえて、検討すべきでしょう。

Q45 万一自分が亡くなった場合、受け取れる遺族年金は？

公的年金には、加入者などが亡くなった場合に遺族が受け取れる「遺族基礎年金」と「遺族厚生年金」の2つがあります。遺族年金は、職業や子どもの人数などによって受給できる年金の種類や金額が異なります。

公的年金の「遺族年金」とは？

遺族年金は、国民年金または厚生年金の被保険者、あるいは被保険者だった方が亡くなった場合、その方に生計を維持されていた遺族が受けることができる年金です。

遺族年金は「**遺族基礎年金**」「**遺族厚生年金**」の2つがあり、被保険者の年金の納付状況などによって、いずれかまたは両方の年金が受給できます。

遺族基礎年金は、国民年金の加入者が亡くなった場合、**18歳未満の子（障害状態にある場合は20歳未満）のいる配偶者または子ども**がいるときに支給されます。遺族厚生年金は、厚生年金の加入者が亡くなった場合、**その方に生計を維持[10]されていた遺族**に支給される年金です。

遺族厚生年金には、妻に対する「**中高齢寡婦加算[11]**」や「**経過的寡婦加算[12]**」などの加算もありますが、夫にこのような加算はありません。

10　生計を同一にし、かつ、前年の収入が850万円未満（所得655万5,000円未満）
11　厚生年金の加入者である夫が死亡時に40歳以上で、年金上の「子」がいない妻が、65歳まで受給できる。
12　昭和31年4月1日以前生まれの妻に加算。65歳以降一生涯加算され、加算額は妻の生年月日によって異なる。

　遺族年金を受け取るには、被保険者の要件や保険料納付要件[13]、遺族年金を受給する遺族の年齢・優先順位等の条件が設けられていますので、まずは、これらに該当するかを確認しましょう。

「遺族年金」はいくら受け取れる？

　遺族基礎年金の年金額は、**定額**で子どもの数によって加算額が変わります。障害基礎年金（👍 **Q40**(P143)）の障害等級 2 級の額と同じです。

　遺族厚生年金の年金額は、在職中の収入（平均標準報酬月額）や厚生年金の被保険者期間によって異なります。

　遺族厚生年金は、子どもの有無に関係なく受給できますが、一定の遺族の範囲や年齢要件が設けられています。

　遺族年金の金額に関するご相談を受けていると「遺族年金は、亡くなった方の年金の 4 分の 3 がもらえる」と勘違いしている方が少なくないようです。実際には、遺族厚生年金の金額は**老齢厚生年金の 4 分の 3** であって、老齢基礎年金などは対象外となります。ですから、遺族の多くは予想よりも少ないと感じられるでしょう。

　遺族厚生年金の支給対象となる遺族は、以下のとおりです。

◇**妻**（子のない30歳未満の妻は、**5 年間の有期給付**となります。）

◇**18歳到達年度の年度末を経過していない子・孫**（障害年金の障害等級
　1・2 級の者は20歳未満）

◇**55歳以上の夫、父母、祖父母**（支給開始は60歳から）
　支給順位は、①配偶者・子、②父母、③孫、④祖父母の順です。

13　保険料納付要件は「初診日」を「死亡日」に読み替えれば、障害年金（👍**Q40**(P140)）と同じ。

共働き世帯、シングルマザー世帯など受け取れる遺族年金はさまざま

遺族年金は、**職業**（会社員 または 自営業・自由業）や**子どもの有無、夫婦のどちらが亡くなるか**で大きな違いがあります。

一言でいうと、年金の世界は男女不平等。共働き世帯の場合、妻ではなく夫が亡くなったほうが受け取れる遺族年金の額は多くなります。次の事例のうち、最も遺族年金が手厚いのは、会社員の夫が死亡して、生計維持要件を満たす妻と子どものケースです（図表4-12(a)）。

一方、共働きの妻が死亡した場合、夫には年齢要件があります。図表4-12(b)では、子どもがいるため遺族基礎年金と遺族厚生年金が支給されるものの、支給されるのは、子どもが18歳到達時まで。それ以降も、大学進学費用や住宅ローン返済などで、家計が圧迫される可能性があります。特に、家計に占める妻の収入の割合が高いご家庭は要注意です。

図表4-12(c)のように子どもがいないディンクス世帯は、夫が死亡すれば、妻は再婚しない限り、遺族厚生年金を終身受け取れます。ただ、子どものいない30歳未満の妻は5年間の有期年金。死亡したのが妻であれば、夫が55歳未満なら遺族年金はゼロです。

さらに自営業・自由業の場合、受け取れる遺族年金は遺族基礎年金のみ。図表4-12(e)のように子どもがいれば遺族基礎年金が配偶者のどちらが亡くなっても受け取れますが、遺族厚生年金がない分、受取額は少なくなります。子どもがいない図表4-12(f)に至っては、遺族年金はゼロです。

これ以外に、ひとり親家庭の場合の遺族年金など、ライフスタイルの多様化によって、受け取れる遺族年金もさまざまなパターンが出てきました。

公的保障が十分でない場合、民間保険の死亡保障などを上乗せしておく必要があります。最近では、持病のある方でも加入しやすい条件緩和型の収入保障保険や定期保険、終身保険の商品も増えてきています。罹患後の保障の見直しは欠かせません。

■図表 4 -12　共働き世帯の遺族年金の受給ケース

共働きの夫（35）、妻（35）のどちらかが35歳で死亡、子どもがいる場合は 8 歳、夫と妻の平均年収は各420万円として試算。年金は一部制度略、年額で概算値

35歳（子 8 歳）　　45歳（子18歳）　　　　65歳　　　85歳

(a)　会社員の夫が死亡　遺族は妻と子ども 1 人

遺族厚生年金 約44万円
（夫の収入などで変化）
※65歳以降は受給者の厚生年金に振り替わるケースも

妻と子ども1人の
遺族基礎年金
約100万円

中高齢寡婦加算
※遺族厚生年金をもらえる妻だけ対象で、遺族基礎年金の対象外になってから65歳まで約59万円

総受給額
4,380
万円

(b)　会社員の妻が死亡　遺族は夫と子ども 1 人

遺族厚生年金
約44万円
（妻の収入などで変化）

夫と子ども1人の
遺族基礎年金
約100万円

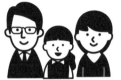

1,440
万円

(c)　会社員の夫が死亡　遺族は妻のみ。子どもなし

遺族厚生年金約44万円
（夫の収入などで変化）

2,200
万円

(d)　会社員の妻が死亡　遺族は夫のみ。子どもなし

なし

0円

(e)　自営業の夫または妻が死亡　遺族は配偶者と子ども 1 人

配偶者と子ども1人
の遺族基礎年金
約100万円

1,000
万円

(f)　自営業の夫または妻が死亡　遺族は配偶者のみ。子どもなし

なし　※一定の条件で死亡一時金あり

0円

夫が遺族厚生年金を受給できるのは妻の死亡時に55歳以上の場合で、受給は原則60歳から。ただし、遺族基礎年金を受給できる間は支給可

夫の死亡時に妻が30歳未満なら遺族厚生年金は 5 年間で終了

老齢基礎年金、障害基礎年金を受給せずに死亡した場合、遺族に「寡婦年金」「死亡一時金」が支給

COLUMN

住宅ローンがあれば
「特定疾病保障付き団信」で備える方法も！

　団体信用生命保険（団信）は、住宅ローンの返済中に死亡・高度障害になった場合、住宅ローンの残債分の保険金が金融機関に支払われ、住宅ローンが清算される仕組みです。金融機関で住宅ローンを組むなら、団信加入が借入れの条件となっています。

　近年では、通常の団信の保障範囲（死亡・高度障害）に加え、特定の疾病の場合にも保険金が支払われる商品も増加。「がん」や「三大疾病」（がん、急性心筋梗塞、脳卒中）だけでなく、三大疾病に高血圧性疾患、糖尿病や慢性腎不全、肝硬変などを加えた七大疾病、七大疾病に慢性膵炎を加えた八大疾病など、保障範囲は拡大しています。

　病気に罹患して、医療費が増え、収入が減ってしまうなか、罹患前と同じように住宅ローン返済を続けるのも大変なこと。住宅ローンを組んでマイホームを購入する場合、三大疾病に対応した団信に加入するのも備えるための一手といえるでしょう。

　なお、特定疾病の特約を付加すると、金利が0.1〜0.3％程度の上乗せになる場合が多いですが、なかには無料の商品もあります。

　また、三大疾病罹患後に生活が困窮し、住宅ローン返済が苦しくなるケースも散見されます。その際は、早めに金融機関に行って返済方法の変更などを相談するようにアドバイスしてください。

　なかには、闘病中に住宅ローン返済を延滞し、団信の契約が失効してしまっているケースがありました。患者（夫）は入院したまま死亡し、遺族（妻と子）は「団信があるから、家だけは残る」と思っていたのです。

　ところが、滞納して、何も手続していなかったため、債務は、信用保証協会などの保証会社に代位弁済され、今度はそちらから残債を請求。結局、支払えず、夫が残してくれた家を手放すことになりました。

第5章

三大疾病と保険

三大疾病が保障される民間保険は？

「三大疾病保障保険」は、がん、急性心筋梗塞、脳卒中を保障する保険です。単体または特約で死亡保険や医療保険等に付加できます。がん保険と違い、三大疾病を発症しなくても、死亡保険金等が受け取れるため、「掛け捨て」とならない三大疾病の保障がほしい方、三大疾病を発症した際にまとまった一時金を確保したい方に向いています。

「三大疾病保障保険」とは？

がん、急性心筋梗塞、脳卒中の三大疾病を保障する民間保険として「**三大疾病保障保険**（または**特定疾病保障保険**）」があります。

この保険は、単体の保険として販売されているほか、終身保険や医療保険、医療保険などに特約で付帯するタイプや、住宅ローンの団体信用生命保険に付帯するタイプなどさまざまです。

最近では、三大疾病に「高血圧」「糖尿病」をプラスして五大疾病、「肝硬変（肝疾患）」「慢性腎不全（腎疾患）」をプラスして七大疾病を保障するなど、保障範囲を広げた商品も増えています。

また、三大疾病によって、働けなくなるリスクをカバーするという点では、「就業不能保険（所得補償保険）」なども保障できる商品の1つと考えられるでしょう。

生命保険文化センターの「平成30年度生命保険に関する全国実態調査」によると、民保に加入している世帯（かんぽ生命）について、三大疾病など

「特定疾病保障保険・特定疾病保障特約」の世帯加入率は39.6％です。

「医療保険・医療特約」（88.5％）や「がん保険・がん特約」（62.8％）に比べると低いものの、「介護保険・介護特約」（14.1％）や「通院特約」（35.0％）と比べると、高い加入率となっています。

これは三大疾病に対して、何らかの経済的備えの必要性を感じている方が多いことの表れだといえます。

「三大疾病保障保険」の特徴は？

三大疾病を保障する代表格ともいうべき三大疾病保障保険は、三大疾病の所定の状態になって支払い条件を満たした場合、まとまった一時金（特定疾病保険金）が受け取れるというシンプルな商品です。

三大疾病保障保険の保険期間は、基本的に終身です（定期もあり）。

死亡または高度障害状態になった場合も死亡保険金または高度障害保険金が受け取れ、中途解約時には解約返戻金があるのが一般的です（短期間での解約は除く）。

ただし、保険金の支払いは、いずれか1回限りで、**保険金を受け取った時点で契約は消滅**します。ですから、三大疾病に罹患して、保険金を受け取ってしまえば、死亡保障がなくなってしまう点には注意が必要です。

被保険者または指定代理請求人が受け取った特定疾病保険金は**非課税**です（ただし、被保険者死亡後に保険金が現金として残れば、相続税の対象）。一方で死亡保険金は、契約形態によって相続税、所得税、または贈与税がかかります。

「三大疾病」を保障する特約もある

三大疾病に保険で備える場合、特約による保障の上乗せも可能です。

特約としては、三大疾病で入院したときに1入院の支払限度日数が無制

限で受け取れる「三大疾病入院特約」やまとまった一時金が受け取れる「三大疾病入院一時給付特約」、三大疾病で通院したときの「三大疾病通院給付特約」などがあります。

通常の病気に比べて、治療費が高額化・長期化しやすい三大疾病を発症した場合の医療保障を手厚くするためのものですが、ベースが医療保険のため、基本的に**「入院を伴うこと」が前提条件**です。

また、三大疾病を発症し、一定の条件を満たせば、以後の保険料の払込みが不要になる**「保険料払込免除特約」**も罹患者のニーズの高い保障です。

三大疾病保障保険が向いている人は？

まず、三大疾病保障保険に加入するのは、三大疾病による経済的リスクをカバーしたい人が考えられます。

また、がんに罹患しなければ掛け捨てとなるがん保険と異なり、三大疾病に罹患しなくても、死亡保険金等が受け取れます。さらに解約返戻金が受け取れる場合もありますので、保険を「掛け捨て」にしたくない方に向いています。ただし、その分保険料が若干高く設定されていることもお忘れなく。なお、がんのみを保障したいのであれば、がん保険に加入するほうが効率的です。

そして、終身の死亡保障を確保したい方のうち、生前に三大疾病に罹患したときに給付金を治療費等に充当したい方。あるいは、がんだけでなく、急性心筋梗塞や脳卒中でもまとまった一時金で備えたい方にもニーズが高いでしょう。

三大疾病保障保険の保険金が
受け取れる要件は？

三大疾病保障保険の保険金や給付金の支払要件について、がんの場合は診断確定ですが、急性心筋梗塞と脳卒中の場合は発症後の「60日ルール」と「所定の状態の継続」が必要です。ただし、支払要件と保障対象の範囲は各社さまざまです。告知を受けて慌てないよう事前に確認しておきましょう。

三大疾病保障保険の給付金が受け取れる要件は？

三大疾病保障保険に加入あるいは加入したいとお考えの方が注意すべきは、保険金を受け取るためには条件があるという点です。

三大疾病保障保険は、単に、三大疾病と診断されただけでは保険金を受け取れません。がん、急性心筋梗塞、脳卒中で、「特定の状態」になったときという条件が定められています。

図表5-1は、一般的な三大疾病の保険金の支払要件です（保険会社によってその取扱いは若干異なります）。

要件が「**診断**」となっているのは、**がんのみ**で、急性心筋梗塞と脳卒中に関しては、発症後の「**60日ルール**」と「**特定の状態の継続**」の二段構えの条件が設けられています。

このため、がんを除いた二大疾病について、保険金支払いのハードルが高いと感じる方もいるようです。

病名	支払要件
がん（悪性新生物）	責任開始期以後の保険期間中に初めて悪性新生物に罹患し、医師による病理組織学的所見により診断確定されたとき（上皮内がん、皮膚がんは対象外。ただし、皮膚の悪性黒色腫は対象）。なお、責任開始期以後90日以内の乳がん（またはがん全般）については保険の対象とならない
急性心筋梗塞	責任開始期以後の保険期間中に急性心筋梗塞を発病し、その疾病により初めて医師の診療を受けた日からその日を含めて60日以上、労働の制限を必要とする状態が継続したと医師によって診断されたとき
脳卒中	責任開始期以後の保険期間中に脳卒中を発病し、その疾病により初めて医師の診療を受けた日からその日を含めて60日以上、言語障害、運動失調、麻痺などの他覚的な神経学的後遺症が継続したと医師によって診断されたとき

「急性心筋梗塞」と「脳卒中」の要件は本当に厳しい？

　がん以外の「特定の状態」についてもう少し詳しくみてみましょう。

　まず、急性心筋梗塞の場合、「**労働の制限を必要とする状態が継続**」とあります。

　労働の制限を必要とする状態とは、軽い家事等の軽労働や事務等の座業はできても、それ以上の活動では制限を必要とする状態のこと。

　医療の進歩により、ステント（体内の血管や気管など管状の部分を内部から広げる医療機器）を使用したカテーテル治療が一般的に行われるようになり、初めて心筋梗塞を発症し、長期間動けないような重い後遺症が残るケースは少ないといいます。そのため、60日以内に無事職場復帰できれば、保険金は受け取れません。

　一方、脳卒中の場合、「**他覚的な神経学的後遺症が継続**」とあります。

　聞きなれない言葉ですが、「他覚的な後遺症」とは、一般的に、客観的な観察によって確認できる身体的異常をいい、視診、触診、画像検査や神経学

的検査によって確認される所見のことです。

　脳卒中の発症後、手足の麻痺や言語の障害など、この「他覚的な神経学的後遺症」が残るケースは多く、早期のリハビリテーションが重要です。

　ただ、この状態だからといって、寝たきりになるなど、日常生活が送れなくなるわけではありません。患者は、後遺症が完全に改善されてから職場復帰をするというよりも、過度の安静や日常生活の制限は回復の妨げになるとして、家庭復帰・職場復帰しながら適応していきます。

　最近では、急性心筋梗塞・脳卒中の場合「所定の状態」だけでなく、「手術」を受けたときにも保険金が受け取れる商品も増えてきました。FPとしては、医学的な観点からも、支払い要件の可否を見極めることが大切です。

「急性心筋梗塞」と「脳卒中」の要件は本当に厳しい？

　注意すべき点はもう 1 つあります。対象となる**三大疾病の範囲は保険会社によって異なる**という点です。

　特に、医療保険に付帯されている三大疾病保障に関する特約の場合、対象をがん（悪性新生物）だけでなく上皮内新生物も対象としているもの、急性心筋梗塞だけでなく心疾患として、罹患の可能性が高い「狭心症」や「心不全」、「不整脈」も対象としているもの、脳卒中ではなく、「脳血管疾患」に広げているものなど、それぞれ対象となる範囲はさまざまです。

　一般的に、脳卒中は、「脳梗塞」や「くも膜下出血」、「脳内出血」が対象ですので、8 割以上をカバーできています。一方、急性心筋梗塞は、心疾患の総患者数に対してわずか1.9％にすぎません[1]。3 割以上を占めている「狭心症」は対象外です。

　三大疾病とひとくくりにして安心せず、現在加入中の三大疾病保障があれば、保障の範囲を確認しておくことが大切です。

1　厚生労働省「平成26年患者調査」

Q48 三大疾病の発症後は 保険に加入できないの？

原則として、三大疾病経験者は三大疾病を保障する保険に加入できません。またがん経験者は通常のがん保険には加入できなくなります。引受基準緩和型医療保険であれば、一定の条件を満たした場合、加入できる可能性はありますが、相対的に保険料は割高です。

三大疾病保障保険の給付金が受け取れる要件は？

三大疾病を発症した患者の「民間保険に加入したい」というニーズはとても高いです。

無保険の方はもちろん、医療保険やがん保険など、何らかの保険にご加入中の方も「保障が少なかった」「古いタイプで十分な給付が受けられなかった」などの理由から、さらに保険に加入したいとお考えになるようです。

原則として、**三大疾病経験者は三大疾病を保障する保険に加入できません**。また、がん経験者は、経験者向けのがん保険を除き、原則として、がん保険に加入できません[2]。

しかし、死亡保険と医療保険については、保険会社独自の基準を設けている場合が多いため、加入できる可能性はあります。

そこで、「三大疾病が再発した場合の医療保障」についての具体的な選択肢として、①**無選択型医療保険**、②**引受基準緩和型医療保険**（以下、緩和型

2　心筋梗塞・脳卒中の加入可否については各社へご相談ください。

医療保険）、③**一般の医療保険・医療特約**、④**その他**（経験者向けがん保険）
の４つがあります。

　まず、①は無診査・無告知ですので無条件で加入できます。ただし、保険
料は最も割高です。しかも既往症や現在治療中の疾病は保障されません。保
障内容も１入院当りの限度日数や通算限度日数が低く設定されており、加
入後90日間は保障の対象外となります。

　したがって、三大疾病の経験者の場合、病気が再発した場合の治療費には
使えません。ただ、若くして発症して無保険の方が、三大疾病以外の病気や
ケガに備えたい場合に向いています。

商品のバリエーションが豊富な「引受基準緩和型」

　上記②の緩和型医療保険は、既往症がある方も、所定の３つ〜５つの告
知項目に該当しなければ契約できます。

　図表５-２は、告知内容の例です。

　急性心筋梗塞や脳卒中を発症しても、これらの告知内容がすべて「いい
え」であれば加入できるでしょう。

　がんの場合は、主に「**過去５年以内**」の条件に該当するか否かがポイン
トです。たとえば、告知後に最後の治療が終了してから５年以上経過して
いれば加入できる可能性はあります。

　緩和型医療保険は、特約として、先進医療特約やがん一時金特約、抗がん
剤治療特約、通院特約、介護一時金特約特定疾病払込免除特則、三大無制限

■**図表５-２　告知内容の例**

1	最近３カ月以内に、医師から入院・手術・検査のいずれかを勧められたことがある（現在入院中含む）
2	過去１年以内に、病気やケガで入院・手術をしたことがある
3	過去５年以内に、がん（上皮内新生物）、肝硬変、統合失調症、認知症などで入院・手術・医師の診察・検査・治療・投薬をしたことがある

特則など、さまざまな保障を付加することも可能です。

　以前は、最初の1年間について支払事由に該当しても保障は半分といった保険金削減期間を設けている商品がほとんどでしたが、最近は、これを撤廃した商品も増えています。また、既往症の再発や悪化にも対応できますが、一般の医療保険に比べ、1.5倍〜2倍程度保険料は割高です。

　告知内容や保障内容は保険会社によってさまざまです。検討する場合は、複数の商品を比較して、保障内容と保険料のバランスを検討しましょう。

一般の医療保険に加入できる場合も？

　このほか、病状によっては、**診断書の提出**や**割増保険料の支払い**や**部位不担保**（保険会社が定める部位に生じた疾病の治療を目的とする入院や手術について、給付金の支払対象とならないこと）を付加すれば、一般の医療保険等に加入できる場合もあります。

　さらに、がん患者の場合、がん経験者向けのがん保険に加入する方法もあります。ただし、商品数が少なく、そのうちの1つは対象が乳がん専用など特定のがん患者のみに限定されている商品もあり、選択肢はあまりありません。

　なお、がんとの関連性が低いと判断され、一定の要件を満たせば、急性心筋梗塞や脳卒中経験者でも、がん保険に加入できる可能性はあります。

　最近の医療の進歩によって、保険商品の告知項目も見直しが行われています。以前は加入できなかった場合でも、加入できるケースも出てきました。ご相談者には、自己判断せず、保険会社等への確認や相談をお勧めしましょう。

Q49 三大疾病の発症後の保険見直しのポイントは？

三大疾病の罹患後の保険の見直しは、まず、加入する公的保険制度・サービスを洗い出し、収入や預貯金でどのくらい備えられるか確認します。そのうえで過不足があれば、保険の減額・追加などを検討します。また、経験者本人だけでなく家族の保障の見直しも必須です。

「保険ありき」の思い込みは捨てること

　三大疾病経験者の保険ニーズはとても高いとはいえ、三大疾病経験者が加入できる保険にはいろいろと制限がありますし、保険料も割高です（👍 **Q48**（P170））。

　何らかの病気を発症した後だけでなく、保険の鉄則は、**必要な「期間」と「保障（補償）額」を確保すること**です。

　三大疾病後に保険を見直す場合、「保険には必ず加入するべし」という**保険ありきの思い込みを捨てること**が肝心です。

　具体的な保険見直しの手順は、以下のとおりです。

　ステップ１：自分や家族が加入する公的保険（勤務先から受けられる付加給付等も含む）の制度・サービスを洗い出す

　ステップ２：現在の収入やいざというときに使える預貯金がどれくらいあるか考える（目安は生活費の半年分〜１年分）

　ステップ３：既契約の民間保険は自分の保障ニーズ、医療の現状、保険料と給付内容のバランスがとれているかをチェックする

ステップ4：必要に応じて保障を減額・追加する

ステップ5：保険料の払込み確認や保険証券の管理など、必要に応じて
家族に伝えておく（残高不足で失効等にならないように）

このうち、ステップ4については、保障を上乗せしたいニーズが高い一
方で、「発症後の生活が苦しく保険を減額したい」「古いタイプであまり役に
立たないので解約したい」など減額へのニーズも少なくありません。

その場合、保険料を支払ったつもりで貯蓄に回し、**自家保険（医療貯蓄）
で備える方法**もあります。

本人ではなく家族の保障も見直す

経験者本人が保険に加入できなければ、同一世帯のご家族の保障を手厚く
する方法があります。

既往症のないご家族であれば、保険も自由に選べますし、健康体割引など
を利用して、保険料も抑えることができて効率的です。

ただ、保障の必要性を痛切に実感するだけに、必要以上に保障を手厚くし
がちです。家計のバランスを崩すような過剰な保険料負担は、ほかの資金
ニーズや家計を圧迫するおそれがあります。追加する場合、払い続けられる
保険料かどうかを冷静に判断し、適正かつバランスの取れた保障にすべきで
す。

いずれにせよ、保険に加入したからといって、保障が必要な際に十分なも
のが得られるとは限りません。FPとしては、保険に過剰な期待をかけるの
ではなく、**生活習慣を見直す**、**検診を受ける**など**予防に留意することで、再
発リスクや経済的リスクを低減できる**ことをお伝えしましょう。

事 例 編

第 **6** 章

三大疾病の事例

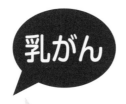

妊娠中に乳がんが見つかった20代会社員女性

乳がんは、乳房にできるがんで、女性のがん罹患全体の約20％を占め、女性が最もかかりやすい。発症は30歳代から増えはじめ、40歳代後半から50歳代前半でピークになり、その後は減少する。女性に比べ1％程度の罹患率だが、男性乳がんもある。

● プロフィール ●

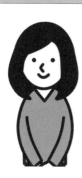

町田怜子さん（仮名）（29歳）　乳がん（ⅡA期）
【家族構成】夫（29歳）、長女（0歳）
【職　　業】会社員（事務職）、年収460万円
【社会保険】厚生年金保険、健康保険（組合健保）
【生命保険の加入の有無】共済（医療タイプ）（＊罹患後、解約）
主な保障内容：
　◆入院給付金
　◆病気・事故（ケガ）入院日額2,000円（1日目から184日分）
　◆手術給付金／1・2・4万円、長期入院／12万円
　　（270日以上連続した入院）
　◆病気死亡・重度障害／10万円

● 発症から現在までの状況

2018年11月	妊娠5カ月目に、自分で右胸にしこりを発見。 翌日、病院に行き検査。その後がん告知を受ける
2018年12月	乳房温存手術を行う（入院期間6日間）
2019年1月～3月	抗がん剤治療を行う（約3カ月）
2019年4月～	第一子出産後、抗がん剤治療を再開（現在も継続中）
2019年8月～9月	放射線治療を行う（25回照射）
2019年9月～	ホルモン治療開始（10年間の予定）

診断確定から検査や治療にかかった費用

〈自己負担分 3 割、限度額適用認定証提示ずみ〉

❶検査の費用…約 7 万9,000円

- ・しこりの原因を調べる超音波（エコー）検査：約7,000円
- ・がんのタイプを特定する病理検査（細胞診）：約7,000円
- ・マンモグラフィ検査、MRI検査など：約 2 万6,000円
- ・妊娠中実施できなかったがん転移確認の検査（CT検査、骨シンチなど）：約 3 万9,000円

❷入院（手術含む）の費用…約27万円

- ・入院費（乳房温存手術）：約27万円（このうち差額ベッド代18万円）

❸治療にかかった費用…約33万9,000円

- ・出産前／抗がん剤治療（アドリアシン、シクロホスファミド（AC療法）：約 6 万円
- ・出産後／抗がん剤治療（パージェタ＋ハーセプチン＋パクリタキセル）：約23万7,000円
- ・放射線治療：約 4 万2,000円

❹出産関係の費用…約39万円

- ・出産費用（帝王切開）、GCU（回復治療室）入院費用、産後検診、子どもの心臓エコー検査など：約39万円

❺その他の費用…約10万1,000円

- ・通院のための交通費：約 4 万1,000円
- ・脱毛対策（ウィッグ、帽子等）：約 6 万円

保険の給付金など還付を受けた金額

- ・高額療養費（付加給付分（基準額 2 万5,000円））：約36万5,000円
- ・出産手当金：約61万2,000円
- ・育児給付金：約47万4,000円
- ・民間保険（共済）の給付金：約 5 万7,000円

支出（医療費など）		収入（給付金など）	
①検査の費用	約 7 万9,000円	①高額療養費	約36万5,000円
②入院(手術含む)の費用	約27万円	②出産手当金	約61万2,000円
③治療にかかった費用	約33万9,000円	③育児給付金	約47万4,000円
④出産関係の費用	約39万円	④民間保険(共済)の給付金	約 5 万7,000円
⑤その他の費用	約10万1,000円		
計	117万9,000円	計	150万8,000円

※費用は2018年11月から2019年 8 月まで

主なライフイベントとライフプラン

年	年齢	イベント
2016年	**26**歳	結婚
2018年	**28**歳	第一子妊娠、**乳がん告知・転院**… **1**
		入院手術、抗がん剤などがん治療開始… **2**
		休職し、産休・育休に入る… **3**
2019年	**29**歳	**第一子出産**… **4**
		治療（抗がん剤・放射線・ホルモン治療）再開… **5**

現在

年	年齢	イベント
2020年	**30**歳	復職予定
2025年	**35**歳	**第二子出産、住宅購入**… **6**
2026年	**36**歳	第一子小学校入学予定。住宅購入
2029年	**39**歳	**ホルモン治療終了予定**… **7**

● 罹患後の生活の変化について ●

1 乳がん告知・転院

　ちょうど安定期に入った妊娠5カ月目に、乳がんが見つかりました。たまたま、お風呂で胸を触っている時に、右胸にしこりを感じて、翌日近くのクリニックを受診。精密検査を経て、約2週間後に、乳がんと診断されたのです（がんの大きさは約4cmでステージはⅡA期）。

　クリニックの医師からは、「子どもを諦めたほうが良い」と告げられ、妊娠期悪性腫瘍（以下、妊娠期がん）の患者を受け入れてくれる病院を探して、治療実績のある大学病院へ転院。これまでかかりつけだった産婦人科医院にも、転院する旨を伝えました。

2 がん治療開始

　転院後、乳房温存手術のため入院。その後、通院による抗がん剤治療が始まりました。胎児への影響の少ない治療薬を選んで抗がん剤は点滴で行い、1時間ほどかかります。治療頻度は3週間ごと4サイクル（4回投与）、治療期間は約3カ月でした。

　抗がん剤の副作用で、治療開始から約2週間で脱毛しましたが、妊娠中はあまり副作用が出ないらしく、辛かったのは便秘と胸焼けくらいです（苦笑）。その後は、抗がん剤の投与によって、分娩のリスクが高まるため、妊娠後期に入り、いったん治療は中断しました。

3 仕事・収入（休職、産休・育休）について

　乳がん告知を受けてすぐ、上司には報告しました。周囲にどこまで伝えるか悩みましたが、仲の良い職場の同僚に病気のことを話すと妊娠中のがん告知ということもあり、「ええぇー」って絶句されました。

　手術のための入院や、抗がん剤治療中は、有給休暇や傷病休暇を利用。上司と相談のうえ、産休・育休も少し早めに取得することにしました。

出産に備えて、もともと仕事はセーブしていましたので、多少バタバタしたものの、引き継ぎは比較的スムーズにすみました。子どもが1歳になって産休終了後は、元の職場に復帰するつもりです。

　収入については、産休に入る前の給与額面が約26万円、手取り額が約20万円です。休職中の出産手当金は、住民税が差し引かれて、産前産後休暇中は約20万円、育児休暇中は約15.8万円を受け取っています。

4 第一子出産 ・・・・・・・・・・・・・・・・・・・・・・・・・・・・・

　入院も含め、出産前は、乳腺科と産科の医療者が連携して、きめ細やかにサポートしてもらい、とても安心できました。

　予定日よりも半月ほど早い出産だったものの、帝王切開で無事出産。ただ、赤ちゃんの体重が約2,400gと小さく、様子をみるため約半月、GCUに入りました。退院後は、母子ともに体調なども順調です。

　子どもの費用は、出産準備グッズなど、最初に15万円ほどかかりました。その後は、おむつ代や粉ミルク、おもちゃ、育児用品など、毎月2万円ほどです。

　子どもにかかる費用は増えましたが、もともと節約を心がけているので、仕事をしているときよりも、交際費や被服費が減った分、それほど家計が苦しくなったと感じることはありません。

5 がんの治療再開 ・・・・・・・・・・・・・・・・・・・・・・・・・・・・

　出産翌週から、抗がん剤治療を週1回のペースで再開しました。これが2020年4月まで続く予定です。並行して、放射線治療も受けました。その後、ホルモン治療を10年間行う予定です。

　1回の抗がん剤治療にかかる費用は、若干異なりますが、ハーセプチン（一般名トラスツズマブ）とパージェタ（一般名パージェタ）の分子標的薬を投与されたときは、自己負担でも6万円前後と高額になりました。

　ただし、勤務先の健保組合からの付加給付があるため、高額療養費を適用

後、さらに 1 カ月の医療費が 2 万5,000円を超えた部分が戻ってきます。

　治療中の副作用については、妊娠中に比べて、手足のしびれや下痢、関節痛、発熱などが頻繁に出ました。体調が悪いときは、夫や母が仕事を調整。子どもの世話や家事を引き受けてもらい、父に通院の送迎をお願いするなど、家族のサポートで育児と治療の両立をしています。

　手続が大変なので、夫は育児休業制度を利用せず、治療スケジュールに合わせて夏季休暇と積立休暇を組み合わせて 4 週間の休みを取得しました。

6 第二子出産、住宅購入について

　もともと、子どもは 2 人ほしいと思っていました。できれば第二子は35歳までに産みたいです。そうなると、ホルモン治療をいったん中断する必要があります。再発リスクも不安ですが、主治医とよく相談して決めるつもりです。

　住宅については、第一子が小学校に上がる頃に購入できればと考えています。

FPアドバイス

住宅ローンを組む場合、団体信用生命保険の加入が必須です。ただ、引受条件が緩和されたワイド団信の利用や、治療状況や健康状態によって団信への加入の可能性はゼロではありません。

7 ホルモン治療の終了と保険の見直し

　ホルモン治療は10年間やる予定なので、2029年の39歳でようやく終わります。公的制度が充実していたため、医療費の負担はかなり軽減できました。でも、まだ若く、がん以外の病気のリスクを考えると、民間保険にほとんど加入していないことも気になっています。

　罹患時に加入していた共済（医療タイプ）から、給付金を受け取りましたが、保障が少ないので解約してしまいました。

FPアドバイス

一般的に、緩和型医療保険は、がんの場合治療が終了してから 5 年経過しなければ加入できない商品がほとんどです（**Q48** (P170) 参照）。

CASE
2

前立腺がんと
大腸がん

ダブルキャンサーの50代男性

前立腺がんは、男性のみの臓器である前立腺にできるがん。もともと欧米に比べてアジアでの罹患率は低かったが、生活の欧米化や検診（PSA検査）の普及によって、日本でも罹患率が増加している。早期に発見すれば完治でき、5年相対生存率もほぼ100％である。

大腸がんは、大腸（結腸・直腸・肛門）に発生するがん。日本人はS状結腸と直腸にできやすいといわれている。生活の欧米化によって、男女とも罹患率が増加。女性の死亡率が最も高いがんでもある。40歳代から増えはじめるが、実際には65歳以上で罹患する人が多い。

● プロフィール ●

明石竜介さん（仮名）（58歳）
前立腺がん（Ⅳ期）、大腸がん（Ⅲ期）
【家族構成】妻（61歳）
【職　　業】無職（2018年12月まで契約社員）、
　　　　　　年収なし（罹患前は500万円）
【社会保険】国民年金、国民健康保険（2018年12月まで厚生年
　　　　　　金保険、健康保険（組合健保））
【生命保険の加入の有無】終身保険
主な保障内容：
　　◆死亡保険金／1,000万円
　　◆入院給付金／入院日額5,000円（124日型）
　　◆入院療養給付金／入院1回につき2万5,000円

● 発症から現在までの状況 ●

2018年 5 月	腹部の不調により救急外来、その後の来院検査で前立腺がんの疑い
2018年 7 月	前立腺生検を行い、前立腺がんが確定（入院期間 2 日間）。すぐにホルモン療法開始
2018年12月	血便が出たため、大腸内視鏡検査を行ったところ、大腸がんが見つかる。腹腔鏡手術[1] で大腸がんを摘出（入院期間11日間）
2019年 2 月～ 4 月	大腸がんの抗がん剤治療を行う（約 3 カ月）
2019年 6 月～ 8 月	前立腺がんの放射線療法を行う（38回照射）

● 診断確定から検査や治療にかかった費用 ●

〈自己負担分 3 割、限度額適用認定証提示ずみ〉

❶検査の費用…約11万7,000円

・スクリーニング検査（PSA検査）、骨シンチ、CT検査等：約 7 万円

・大腸内視鏡検査：約 3 万2,000円

・定期検査（血液検査、CT検査）：約 1 万5,000円

❷入院（検査・手術含む）の費用…約39万8,000円

・1 回目入院費（前立腺がんに対する前立腺生検のため検査入院）：約10万円（このうち差額ベッド代約 6 万円）

・2 回目入院費（前立腺がんに対する金マーカー挿入[2] のための入院）：約11万8,000円（このうち差額ベッド代約 6 万円）

・3 回目入院費（大腸がんに対する腹腔鏡手術）：約18万円（このうち差額ベッド代約 9 万円）

❸治療にかかった費用…約48万8,000円

・前立腺がん／ホルモン治療（リュープリン（注射）＋カソデックス（飲み薬））：約24万円

・前立腺がん／放射線治療：約12万8,000円

・大腸がん／抗がん剤治療（エルプラット（点滴薬）＋ゼローダ（飲み薬）(XELOX療法)）：約12万円

1　腹部に 1 cm程度の穴を 4 ～ 5 個開けて、そこから専用の筒状のカメラ（腹腔鏡）と専用の手術用具を入れて行う手術法。傷が小さくてすむため、手術後の痛みが少ない、身体の回復が早い、入院期間も短いなどのメリットの反面、高い技術が必要で、手術時間も長いというデメリットもある。

2　前立腺は直腸の動きなどの影響を受けて動く臓器であることから、放射線照射の簡便かつ正確な位置決めのために事前に金マーカーを挿入しておく。

❹その他の費用…約1万3,000円

・雑費（検査食、呼吸訓練器、おむつ代）約1万3,000円

●● 保険の給付金など還付を受けた金額 ●●

・高額療養費（付加給付分（基準額2万円））：約22万5,000円
・基本手当（雇用保険）：約117万円
・医療費控除の還付金：約4万7,000円
・民間保険の給付金：約32万5,000円

支出（医療費など）		収入（給付金など）	
①検査の費用	約11万7,000円	①高額療養費	約22万5,000円
②入院の費用	約39万8,000円	②基本手当（雇用保険）	約117万円
③治療にかかった費用	約48万8,000円	③医療費控除の還付金	約4万7,000円
④その他の費用	約1万3,000円	④民間保険の給付金	約32万5,000円
計	101万6,000円	計	176万7,000円

※費用は2018年5月から2019年8月まで

COLUMN

前立腺がんに対する粒子線治療の保険適用で患者数は増加傾向に

　2018年4月から、前立腺がんと頭頸部がんの粒子線治療、骨軟部腫瘍の陽子線治療が保険適用されています。特に、前立腺がんは、先進医療が適用されていた時から患者数が多く、重粒子線施設の1つである九州国際重粒子線がん治療センター（サガハイマット）では、患者総数全体の約67％を占めているほどです（九州国際重粒子線がん治療センターHP（2020年2月末現在））。なお、放射線の照射口の形状を自由に変えることができる「マルチコリメータ」を使用して正常組織への被ばくを最小化できる「IMRT（強度変調放射線治療）」という放射線も導入されており、選択の幅が広がっています。

● 主なライフイベントとライフプラン ●

2006年	**45**歳	●	住宅購入
2011年	**50**歳	●	結婚
2014年	**53**歳	●	退職
2017年	**56**歳	●	再就職
2018年	**57**歳	●	**前立腺がん告知・ホルモン治療を開始**… **1**
			大腸がん告知… **2**
			転職・退職… **3**
			大腸がんの治療のため入院
2019年	**58**歳	●	**雇用保険（基本手当）の受給**… **4**
			大腸がんの抗がん剤治療を行う… **5**
			前立腺がんの放射線治療を行う
		●	再就職
	現在		
2036年	**75**歳	●	**住宅ローン完済**… **6**

1 前立腺がん告知・ホルモン治療を開始 ・・・・・・・・・・・

　３年ほど前から尿が出にくいなどの症状はあったものの、日常生活を送るうえで、特に不便はありませんでした。それが、腹部の痛みを感じて夜中に救急外来を受診。検査で前立腺がんと診断されたのです。PSA検査の64歳以下の基準値3.0ng／ml以下に対して、すでに600ng／mlを超え、ステージはⅣ期。手術ができない状態のため、ホルモン治療を開始することになりました。

　ホルモン治療は、１カ月に１回の注射と毎日飲み薬を服用します（その後３カ月に１回に変更）。１回の費用は、薬代も含めて約２万円です。

　なお、高額療養費に加え、勤務先の健保組合からの付加給付も受けられるため、１カ月の医療費が２万円を超えた部分は還付があります。

2 大腸がん告知 ・・・・・・・・・・・・・・・・・・・・・・

　ホルモン治療と並行して、放射線治療も行う予定で準備を進めていた矢先のことです。前立腺がんの告知を受けて半年も経たないうちに、今度は大腸がんが見つかりました。

　大腸がんを告知される数カ月前から血便が出るようになり、放射線治療の前に、心配事をなくしておいたほうが良いね、ということで大腸内視鏡検査を受けたのです。特に、この時も自覚症状はありませんでした。

　当初の診断は、ステージⅠ期という初期の診立てでしたが、術後の病理検査では、リンパ節にいくつか転移がみられたため、診断はステージⅢ期でした。

3 転職・退職、収入について ・・・・・・・・・・・・・・・・

　罹患前は、IT系企業のシステムエンジニアとして勤務（派遣社員）。前立腺がん告知後も、通院による遅刻や早退など、早めに報告しておけば、柔軟に

対応してくれていたので、仕事を継続できていました。

　ただ、がんに罹患した後も残業が多かったため、トラブルをおそれた派遣元が手を引くと言い出したのです。一方、派遣先からは残留してほしいといわれ、治療中に別の会社に転職して、同じ職場で働くことになりました。

　転職で、それまでの病気休暇や有給休暇などはゼロ。予定されている放射線治療は38回照射で 7 ～ 8 週間かかります。大腸がんも発症したことで、この職場では、仕事を継続できないと判断し、2018年12月末で退職しました。

　当時の年収は500万円で、退職金もありません。傷病手当金は、そもそも契約社員という立場なら申請する前に、契約を打ち切られるだけだと思って手続はせず、仕事を継続するほうを選択しました。

4 雇用保険（基本手当）の受給、就職活動について ・・・・・・・・・

　退職後、年末年始にかけて大腸がん切除の手術のため入院したものの、体調は悪くなく、働く意思は十分ありました。

　そこで、ハローワークに行き、求職の申込みなど、基本手当を受給する手続を行ったのです。

FPアドバイス

基本手当を受給するためには、「退職日以前の 2 年間に雇用保険加入期間が通算12カ月以上あること」が要件です。ご相談者は、いまの会社の前に働いていないブランクの期間があり、雇用保険加入期間が条件ギリギリだったため、12月まで働いたという経緯があります。

基本手当は、年齢や離職理由、被保険者期間によって、受給できる「所定給付日数」が変わります。そこで、会社には、離職理由を「自己都合」ではなく「会社都合」にするよう交渉。認められれば、90日ではなく180日受給することができました。

基本手当の基本手当日額は約6,500円で月額19万5,000円。合計で約117万円になります。

再就職の活動は、治療のスケジュールの合間に体調をみながら継続し、1週間に1回程度はハローワークに通って、面接まで受けた会社もあります。提出書類には、「治療の都合で定期的な仕事の調整をお願いします」と書いていました。約2カ月の求職活動で再就職できました。

5 大腸がんの抗がん剤治療について ･･･････････

抗がん剤治療は約3カ月続きました。主な副作用は味覚障害です。治療から1カ月半くらいから出始め、何を食べても味が感じられません。とても苦しく、そばにいる妻も、「その大変さがわからない、どうすれば良いのかわからない」と悩んでいたようです。

その他に、しびれ、継続しているホルモン治療によるほてりやのぼせ、発汗などのホットフラッシュも頻繁に起こります。味覚障害は、治療終了後、徐々に改善してきました。

会社を退職後、国民健康保険に変更しましたが、区分は住民税非課税者となり、自己負担限度額3万5,400円です。しかも、抗がん剤治療中に、多数回該当が適用になったため、1カ月の自己負担は2万4,600円ですんでいます（2019年8月から5万7,600円（多数回該当4万4,400円）の区分に変更）。

6 住宅ローンについて ･･･････････････････

40歳の独身時代に中古マンションを約1,800万円で購入。結婚後は、妻のマンションが生活の拠点になっているので、売りに出してはいますが、なかなか売れません。

残債は約800万円（変動金利型0.7〜0.8％、元金均等返済）、ローンは毎月3万3,000円。ボーナス月10万円です。それほど大きな負担ではないものの、完済年齢75歳なので、できるだけ早く売却できればと考えています。

7 その他（罹患後の家計、老後資金、保険の見直し）・・・・・・・・・・・

医療費については、高額療養費や付加給付があるため、かなり軽減しました。

医療費以外には、野菜などのオーガニック食品を買うようになりましたが、１万円／月くらいです。

その分、罹患してから友人と飲みに行ったり、妻と外食したりする機会が減りましたので、それほど家計に影響は出ていないと思います。

告知を受けたのは、ちょうど３歳年上の妻が定年退職し、嘱託で働き始めた年。妻も収入は減ったものの、定期的な収入があります。世帯全体として、経済的に困ったという感じはありませんでした。

しかし、これからリタイアする前に、どんぶり勘定だった家計を見直して、節約できるところは引締めようと考えています。

民間保険については、がん保険ではなく、終身保険に医療特約を付加したタイプに加入しています。今回の前立腺がんと大腸がんについては、入院と手術給付金が受けられましたが、がん保険であれば、診断一時金など、もっとまとまったお金が受け取れたのにと残念です。

ただ、医療特約が60歳で更新時期を迎えます。終身保険部分は、60歳で払込みは終了しますが、医療特約を継続すると、その部分の保険料が現在の年額約３万6,000円から７万円以上になりそうなので、どうすべきか悩んでいます。

後は、かねてから、妻と四国巡礼をしたいと話しています。お互いの仕事や体力と相談しながら、ぜひとも実現させたいですね。

FPアドバイス

がん罹患後の保険の見直しは、保険で備える以外にも自分にとって適切な方法がないかを比較検討することが大切です（👍 **Q49**（P173）参照）。

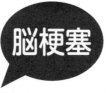

脳卒中になり、ドクターヘリで搬送されて早期に受診でき、後遺症が軽くすんだ50代男性会社員

● プロフィール ●

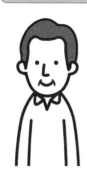

鈴木崇さん（53歳）　発症時48歳
左中大脳動脈狭窄による一過性脳虚血発作（TIA）脳梗塞
【家族構成】独身
【職　業　等】会社員（総合職）　趣味はカヌー
【社会保険】厚生年金、健康保険（組合健保）
【医療保険加入状況】
　生保終身保険　入院特約1万円（4日免責）
　損保終身医療　5,000円（免責なし）
【手術の有無】なし
【発症前の既往症】
　糖尿病、脂質異常症、高血圧、痛風、睡眠時無呼吸症候群

● 発症から現在までの状況 ●

2015年4月12日11：00頃	カヌーの練習中に倒れる
11：20頃	救急車が到着する。ドクターヘリで点滴を打ちながら搬送
11：30頃	病院に到着。ICUに運ばれ、投薬等の処置により大きな麻痺は消失。HCUへ移動
2015年4月13日	一般の個室へ移動。点滴は継続。リハビリ開始。声が出にくいと気づく
2015年4月23日	退院
現在	通院とリハビリを継続中

ここでのポイント！　早期に119番通報！マイカーで運ばない！

● 発症時から退院まで ●

●山のなかで脳卒中を発症

　人事異動で山形市に転居してきてすぐのことでした。2015年 4 月11日、その日は土曜日で、着任して 2 週間経つも、自宅の荷物の紐解きは終わっておらず、カヌー仲間が東京から手伝いに来てくれていたのです。しかし、なかなか終わらないまま飲み会になり、 3 軒はしごして就寝しました。

　翌日の日曜日、翌週に山形市の最上川で開催されるカヌー大会に備えて、朝から現地の仲間たちと練習していました。

　11時頃、身体がだるく、疲れを感じて、陸に上がりました。椅子に腰掛けて靴を脱ごうとしても、右腕がうまく動かず脱げません。そして、力を入れた瞬間、右側に倒れ込みました（この段階で右麻痺の脳梗塞が発症）。

　たまたま側にいた女性が気づいてくれて、すぐに119番通報。山のなかでしたが、20分くらいで救急車が岩場の上に到着。後でわかったことですが、この女性は看護師でした。

　救急隊が到着して容態を確認し、脳卒中の可能性が高いと診断されました。いまいる河岸から岩場を越えるには担架だと転げ落ちるため、カヌーを担架代わりにして私を載せ、その場にいた全員で持ち上げて岩場を越え、救急車が止まっているところまで運んだのです。

●ドクターヘリで搬送

　友人が救急車に同行し、病院に向けて出発。すると救命士から「一刻を争う病気なのでドクターヘリを要請して、近くの空き地に着陸しています。そこからはヘリで病院に搬送します」と告げられました。結果的に、この救命士の判断が私の将来を救ってくれることになったのです。

　救急車では、意識があったものの右半身の麻痺は続き、さらに上手にしゃべることができません。同乗した友人が、兄に電話で現状を伝えてくれている声が聞こえたのを覚えています。その後、待機中のヘリに到着し、ヘリで

搬送されて、空の上ですぐに点滴が開始されました。

　約10分で病院のヘリポートに到着、ICUに運ばれました。まず、着用していたカヌー専用ウェアをバリバリと切られて治療しやすくされます。それから血栓をできにくくする薬を投与するなどの処置を開始。処置が早かったおかげか、奇跡的に、この処置中に大きな右麻痺は消失しました。

　処置が終わった後、HCU（高度治療室4人部屋）に移動しました。

●入院生活、リハビリ

　その翌日の4月13日、HCUから個室（トイレ、シャワー有、5,400円／日）に移動し、点滴が継続されました。個室は自らの希望です。睡眠時無呼吸症候群のため、睡眠時に息をするための補助機械をつけて寝ているのですが、その音が周りに迷惑になるかもしれないと思ったからです。

　リハビリも始まりましたが、この日から声が出にくくなっていることを自覚。さらに、大きな麻痺は消えたものの、リハビリ中は右足が突っかかり、右手で物をつかもうとしてもうまくつかめないことに心が焦りました。それでも、その後もリハビリに取り組みました。

　健康保険の「限度額適用認定証」については、病院事務局から情報提供を受けました。会社の健保組合で手続が完了していて助かりました。

●退　　院

　早期の通報とドクターヘリによる搬送の効果は大きかったようです。わずか13日間の入院で退院することができました。とはいえ、右半身の一部に後遺症が残っているため、リハビリと食生活管理は継続する必要があります。

● 診断確定から検査や治療にかかった費用 ●

〈自己負担分 3 割、限度額適用認定証提示ずみ〉

❶救急搬送・入院等に関する病院への支払い…約24万4,000円

- ・治療費、薬等：16万9,064円
- ・食費、病衣：1万10円
- ・室料差額：6万4,800円（5,400円×12日）※ドクターヘリは無料

❷退院後にかかる費用（毎月の薬代）… 2万9,000円／月×53カ月（2015年 4 月～2019年 9 月）＝約153万7,000円

- ・脳梗塞再発予防薬 1 万2,000円
- ・循環器科（糖尿病、高血圧、睡眠時無呼吸症候群） 1 万7,000円

　支出合計…約178万1,000円

● 保険の給付金など還付を受けた金額 ●

　民間保険の給付金…14万円

　　生保終身保険入院特約 1 万円×（12日－ 4 日）＝ 8 万円

　　損保終身医療5,000円×12日＝ 6 万円

　収入（給付金）合計…14万円

主なライフイベントとライフプラン（発症後の生活）

年月日	イベント
2015年4月1日	異動で山形市に転居
4月12日	脳卒中（脳梗塞）を発症
4月23日	退院
4月24日	職場復帰
4月27日	**免許の更新に行く**… 1
5月	**スポーツジムに申し込む**… 2
	さまざまな後遺症に悩む… 3
	罹患したことに落ち込みうつ状態になる… 4
2017年	出向
2019年4月	**東京へ転勤**… 5
現在	
20XX年	**住宅を購入**… 6

著者から……

　脳梗塞は発症後のスピード対応で脳の神経組織の壊死を食い止めることができれば、大きな後遺症が残らないですみます。鈴木さんはこの良い例で、治療の日数も少なく早期退院により治療、リハビリ費用を抑えることができました。また早期の復職で収入の減少もなかったわけですから、今後は、生活習慣に注意して安定した日々を送っていただきたいです。

● 生 活 の 変 化 ●

1 運転免許証の更新

　退院後すぐでしたが、5月9日が誕生日のため、自動車運転免許証の更新を行う期限が迫っていました。地元の警察署で更新手続を行い、脳梗塞の既往症について書類に記載したところ、『運転に支障がないと判断する医師の診断書』を求められました。正直にいって、更新は無理だと感じました。「こんな病気にならなければスムーズに行ったのに……」と悔やみましたが、医師の判断は「運転可能」というもので、とても安心しました。

2 スポーツジムに申し込む

　後遺症は身体の色々なところに現れます。健康管理のため、心を入れ替えてスポーツジムに申し込んだところ、「運動に耐えられますか？」「再発リスクがあるのでは」といわれ、ジムの指定医師との面談を求められました。

　病気になったから、再びならないようにと意志を固めても、こんなふうにやる気を削がれたり、一時的に制限されてしまうと、やるせない気持ちになりました。

3 さまざまな後遺症との葛藤

　右半身と壁などの距離感がつかみにくくなっており、よく人とぶつかるようになりました。また、スリッパは微妙に先を上げて歩くものですが、これができずによく脱げたりする。このほかにも一般の方には理解できない「あれ？　これができない……」という後遺症が残り、「脳卒中にならねば良かった」と多々悔やまれます。

4 反省していること

　脳梗塞患者の約3割が退院後にうつ状態になると医学研究で報告されています。私も1カ月ほど「なぜこんなことになったのか」と自分を責めて

うつ状態になりました。しかし会社にも戻り、社会復帰することで回復も早まりました。社会生活もリハビリといわれるゆえんです。

　ただし、今後も再発するリスクは高く、そもそも私がこの病気になったのは、糖尿病などたくさんの生活習慣病を放置したことが原因です。まずこのことを反省しています。このため、生活習慣の改善、コントロールがこれからの人生で心がけていくことだと真剣に考えています。

5 東京に転勤 ・・・・・・・・・・・・・・・・・・・・・・・・・・・・・・・・・・・・・・・

　2019年4月、東京に戻ってきました。山形の自宅はキッチンも広く料理も頻繁にしていたのですが、東京の自宅はキッチンも狭く、本来ならば身体のためにも自炊をすべきですが、だんだん外食が多くなってきました。転居に伴い、かかりつけの病院も転院しました。

6 住宅購入 ・・

　いずれは住宅を購入したいと思っています。しかし、病気をしたため通常の団信には入れません。それを前提に住宅購入のための貯蓄をしています。

FPアドバイス

勤務先に、「財形住宅貯蓄」があれば、元利合計550万円まで非課税で住宅資金を貯蓄できます。

このほか、「NISA」や「つみたてNISA」など少額の投資に対して税制優遇が受けられる金融商品を活用しましょう。

未破裂脳動脈瘤が見つかった女性

佐藤亜也子さんは、47歳の時に未破裂脳動脈瘤が見つかりました。きっかけは、ストレス過多のためか頭痛が続き、思い切って会社を休んで頭痛外来を受診したことでした。念のため受けておきましょうといわれて受けたMRI検査で、2mmほどの脳動脈瘤が見つかったのです。

その後紹介された総合病院で2〜3mmの未破裂脳動脈瘤と診断されました。さらに詳しく調べるために3カ月後に精度の高いMRIを使用した検査を行ったところ、これまでの検査ではわからなかった奥行が5mm近くもあることが判明したのです。さらに、もしかしたら複数あるかもしれないとの診断で、脳血管造影剤検査を行いました。脳血管造影剤検査は腕または太ももの付け根の動脈から造影剤をカテーテルで脳の動脈内に投与して血管をレントゲンで撮影して血管のいわば立体画像を撮影する検査です。結果は右内頸動脈瘤4.73mmと確認され、複数個はなく1カ所のみでした。治療のガイドラインでは動脈瘤の大きさが5mm以上ならば治療となっているようで、経過観察となりました。

一方で、未破裂脳動脈瘤はくも膜下出血の原因になり最悪の場合破裂したら死亡することをインターネットで調べて知っていたので気にしないはずはなく、さらに当初は2〜3mmの動脈瘤だろうと考えていたため、その後検査で思った以上に大きいことがわかったことで不安が爆発。精神的に大きなショックを受け、「老い」や「死」についても考えるようになり、更年期の症状も出てきて、メンタルが不安定になってしまったとのことです。

このまま働き続けられるかなど、悩まれていることはいまもありますが、職場での理解を得ながら働き続け、しっかりと新しい治療法などの情報収集をし、冷静に受け止めながら、このまま開頭手術などの治療はせずに心を整えていきたい、と希望されています。

なお、検査費用としてトータルで7万円はどかかり（自己負担3割）、加入していた民間の医療保険から1万5,000円の給付がありました。

くも膜下出血

CASE
2

くも膜下出血で左半身麻痺に。転院先で水頭症を併発した50代男性会社員

● プロフィール ●

依田譲さん（51歳）　発症時47歳
くも膜下出血
【家族構成】妻（47）　子5人（うち大学生2人：発症時）
【職　　業】会社員（営業職）名古屋市内勤務　趣味はテニス
【社会保険】厚生年金保険、健康保険（組合健保）
【医療保険加入状況】
　①医療保険　3,000円／日（免責なし）30日型
　②医療保険　主契約5,000円／日（免責4日）730日型
　③医療保険　成人病特約5,000円／日（免責4日）730日型
　④疾病入院特約5,000円／日（免責4日）120日型

発症時から退院までのようす

2015年10月29日（木）	夜に営業先のお客さまを接待し、冷酒を短時間で大量に飲酒
10月30日（金）	朝から強烈に頭が痛い
17時頃	吐き気をもよおしトイレへ
18時頃	席に長時間戻らないことに同僚の社員が気づき捜索
19時頃	同僚がトイレ個室で倒れている私を発見 救急車で搬送 大学病院到着後、検査後緊急手術。6時間もかかる大手術になる
10月31日（土）	ICUへ。夕方意識が戻る
12月17日	総合病院に転院
2016年1月末頃	退院、水頭症を発症
2月	以前かかっていた大学病院へ再入院、手術
2016年6月14日	退院

● 治療にかかった費用 ●

❶入院中にかかった費用…約292万円（2015年10月30日〜2016年6月14日）

- ・治療にかかった医療費：約1,640万円
- ・医療費の自己負担額（3割負担）：約490万円
- ・高額療養費制度利用後[1]の自己負担額：約176万円…①
 ※1）70歳未満・標準報酬月額53万円〜83万円の場合
- ・他費用（食事自己負担、差額ベッド[2]、諸経費[3]）約116万円…②
 ※2）個室1日6,480円×92日間
 ※3）病衣レンタル、大人用おむつ、妻の交通費、TVカード等

 自己負担額合計（① + ②）：約292万円

❷退院後にかかった費用…約40万7,000円（2016年6月15日〜2016年12月末日）

- ・治療[4]にかかった医療費：約18万円
 ※4）週1回総合病院通院（診察とリハビリ）
 　　　3カ月に1回大学病院通院（診察とMRI検査）
- ・医療費の自己負担額（3割負担）[5]：約5万5,000円…③
 ※5）高額療養費制度適用なし
- ・住宅改修費（手すり、トイレ改修）約33万円（33万円税込）…④
 ※6）介護保険の利用なし
- ・その他の費用（通院時の交通費）約2万2,000円…⑤

 自己負担額合計（③ + ④ + ⑤）：約40万7,000円

● 保険の給付金など還付を受けた金額 ●

医療保険の給付金受給額（2社合計額）
 受取給付金合計（①+②+③）365万5,000円

支出（医療費など）		収入（給付金など）	
①入院中にかかった費用	約292万円	①入院給付金	298万5,000円
②退院後にかかった費用	約40万7,000円	②手術給付金	37万円
		③退院給付金	30万円
計	332万7,000円	計	365万5,000円

● 主なライフイベントとライフプラン ●

2015年10月**47**歳 ●	くも膜下出血発症… **1**
●	入院生活・リハビリの開始… **2**
2016年 1 月 ●	水頭症の発症… **3**
2 月 ●	高次脳機能障害の発症… **4**
6 月 ●	職場復帰… **5**

● 発症から退院まで ●

1 くも膜下出血の発症 ・・・・・・・・・・・・・・・・・・・・・・・

　2015年10月下旬、夜に営業先のお客さまを接待し、冷酒を短時間で大量に飲酒。後でわかったことですが、この時の飲酒によって急激な高血圧となり、脳動脈瘤が破裂したようです。破裂の際は酒酔いのせいか痛みはありませんでした。

　翌日、朝から強烈に頭が痛く、これはひどい二日酔いだと思っていました。しかし市販の頭痛薬を飲んでも頭痛は一向に治まらない。17時頃に吐き気があり、トイレの個室に駆け込みそこで意識がなくなったようです。

　18時頃、私が職場に長時間戻らないことに同僚の社員が気づいて捜索。19時頃、同僚がトイレ個室で倒れている私を発見し、救急車を呼んでくれました。

　救急隊員が受入施設を探したところ、大学病院の脳神経外科医師（現主治

医）がたまたま在院中だったため、その病院に救急搬送されました。

すぐにMRI検査を実施、医師は緊急手術が必要と判断。この時点で昏睡状態です。家族が病院に呼ばれ、説明と同意書記入のあとすぐに手術が開始されました。当初 3 時間を予定していた手術は、 6 時間もかかる大手術になりました。

翌日ICUに入室。その日の夕方に意識が戻りました。

ところが、左半身がまったく動かない。左半身麻痺のため、左半身は感覚がまったくなくなっていたのです。

2 入院生活、リハビリ

ICUには13日間入室しました。この間は飲食物のいっさいを口から摂取させてもらえず、栄養は点滴のみで補給。喉が渇いたので、少量の水を飲んだところ誤飲性肺炎を発症しました。

その後一般病棟（4 人部屋）に移動し、12月中旬まで治療とリハビリを兼ねた入院が続きました。

入院中、MRI検査の結果、脳内に複数の脳動脈瘤がほかにもあることが判明。退院までに脳動脈瘤を塞ぐコイル挿入術を計 3 回実施しています。

左半身麻痺のためトイレに行くのも車いすでの移動です。食事は朝食と昼食は 1 人で食べ、夕食は妻のサポートで食べます。着替えも 1 人ではできないので妻が着替えを介助。身体を洗えるのは週に 1 回だけなので、毎日の着替えと洗濯は必須。洗濯物は妻が自宅に持ち帰ります。

11月末には、補助具があれば歩行可能になりました。左手でつかめるようになったのは12月中旬です。

3 回目のコイル挿入術が終わったことで急性期療養（50日間）は終了し、リハビリのため転院となりました。自宅近くの総合病院に46日間入院しました。

補助具なしで歩行ができるようになり、左手も右手の補助程度なら使用可能になりました。通常は平日朝から夕方までリハビリトレーニングを行い、

夕方は休憩とお風呂の時間です。しかし、病院が準備したこのリハビリメニューだと、日常生活はできるが職場復帰までは治せないと考えました。

　私は職場復帰するための特別メニューを組んでもらえるよう担当医に依頼しました。しかし治療の範疇を超えるため、担当医の許可が下りません。

　そこで、私は作業療法士にお願いして特別メニューを組んでもらうことにしました。ただし、条件として日中は通常のリハビリメニューを実施し、休憩時間に与えられた課題を実施するかたちをとりました。十分な時間と場所を確保するため、個室に移り、特別メニューを実践。個室利用は92日間となりました。

3 水頭症の併発 ・・・・・・・・・・・・・・・・・・・・・・・・

　2016年1月末頃、2つの事件が起こりました。

　1つは突然自室に戻れなくなり、病棟内を徘徊。もう1つは薬1カ月分を1日で飲んでしまったことです。

　このことから水頭症を発症していると疑われ、大学病院に再入院することになりました（26日間）。

　水頭症は、脳室に髄液が過剰に溜まり、脳内に異常な圧がかかることで認知症の症状を発するものです。脳卒中患者がよく併発する病気だといわれています。私の場合は、くも膜下出血よりも水頭症のほうが脳へのダメージは大きく、再度歩けなくなり、最も辛い入院期間が訪れました。この間に脳の機能が極端に劣るようになったのです。具体的には、うつ状態になり、幻聴が聞こえたり、幻覚がみえたりします。相手の話を理解できなくなり、断片的な記憶が消えました。

　治療のため入院し、水頭症の治療であるシャント手術（脳室に溜まった脳髄液を排出する手術）を実施するとこれらの症状はなくなり、劇的に回復。しかしいったん破壊された脳細胞は修復しません。この入院以後は、高次脳機能障害というやっかいな後遺症に苦しむことになったのです。

4 高次脳機能障害の克服

　脳細胞が壊れた部位により発症する障害はさまざまですが、私の場合は主に2つの障害が残りました。

　1つ目は遂行機能障害です。これは作業の順序を組み立てることができなくなるものです。たとえば地図どおりに目的地に着くことができません。仕事に復帰するのは絶望的でした。

　2つ目は注意障害です。2つ以上の作業を同時に実施するとどちらかにミスが発生します。たとえば、車の運転は同時にいくつもの作業を並行して行うので危なくてできません。

　高次脳機能障害が最もやっかいなのは、見た目では障害があることに気づかれないことです。ただし、遂行機能障害は訓練によりぐんぐん良くなります。一度やったことがある作業は何度か繰り返せばできるようになります。たとえば、2017年の正月に小学生とオセロをやった時には10戦全敗でしたが、悔しくてネットゲームで練習し、翌月同じ子どもと対戦したら10戦全勝でした。一方、注意障害は有効な訓練方法がなく、リハビリの効果は薄いと感じました。

　私は一刻も早く社会復帰したかったので、作業療法士の先生と作戦を立てることにしました。

　リハビリの効果が高い遂行機能障害の回復を優先させ、注意が必要な業務を極力避けつつも、仕事をしながら注意障害を時間をかけてじっくりと克服するというものです。

　先生から毎晩課題をもらうのですが、「折り紙」が実に効果的でした。折り紙は完成までに遂行機能が必要です。同時に、細かな指の動きのリハビリにもなります。退院する頃には、私の病室は折り紙の完成品で飾られて華やかな空間になり、メンタル面にも良い影響がありました。

5 会社復帰後の苦労〜記憶喪失に気づく ・・・・・・・・・・・

　2016年6月中旬に退院し、2カ月の自宅療養を経て職場復帰が始まったのは同年8月。所属部署に復帰する場合、自宅から通勤に1時間40分もかかるうえ、通勤時間帯の混雑は危険が伴います。そのため、復帰当初は自宅近くの営業支社の一角を間借りすることが許可されました。おかげで通勤時間は大幅に短縮され、身体への負担は軽減しました。

　さらにストレスを避けるため、業務内容は資料作成が中心となりました。会社と職場の理解があった点は本当に感謝です。

　半年間は時短勤務でしたが、本格的な復帰に備え、起床と就寝は通常勤務と同じ時間にして、空いた時間にリハビリを兼ねて、畑仕事をすることにしました。というのも、ずっと左上半身を使わない生活をしていたので、1人ではペットボトルを開けられないほど、筋力が落ちてしまったのです。

　会社復帰後の主な業務は、自身の体験談を研修と称して話すことと資料作成です。それなりにやりがいがあり、そろそろ本格的な業務に戻れそうな自信が湧いた頃に営業支社に異動となりました。

　しかしこれが苦労の始まりでした。実は自分でも気づいていない記憶喪失があったのです。罹患前には当たり前にできていた一部の業務がまったくできなくなっていました。

　途中まではできるのですが、しばらく進むとまったくできない部分がある。突然頭が真っ白になる感覚。どうやらそこの業務の記憶が断片的に消えている。困ったことにその業務ができていたイメージの記憶だけはあるのです。だから「この仕事できる？」と聞かれると「できます」と答えてしまう。でも実際やってみると「できない」のです。

　このことに気づいたのは、営業職に戻ってから1年ほど経ってからでした。これに気づくまでは仕事が怖くなってしまい、自信を失う辛い日々でした。

　以後、何ができて何ができないのかを整理し、できないことは「できない」と明言できるようになり、精神的にも安定しました。

日常生活での困りごと

　罹患後の生活で困ることは 3 つあります。

　1 つは車の運転です。昨今高齢者の自動車事故が多発していることもあり、脳卒中の罹患経験者は医師の診断書がないと運転免許証の更新ができません。更新時に虚偽の告知をすると、交通事故時に免許は没収されます。

　私の場合は 3 年間限定の診断書を主治医が作成してくれたので、3 年間はいまの運転免許が有効です。3 年後に再度主治医がその時の病状にあわせた診断書を作成することになっています。この 3 年間は原則運転禁止と主治医から指示されており、人がいない駐車場や人通りが少ない道に限り運転の練習をしても良いといわれています。したがって、普段の生活では常に運転手が必要できわめて不便です。移動に電車やバスやタクシーを使うこともかなり増えました。

　2 つ目は禁酒です。もともとお酒が大好きだったのでこれがいちばん辛いです。

　3 つ目は排尿と排便です。脳の機能が衰えたことで尿意があるのにすぐに尿が出てきません。これは旅行の際に困ります。休憩時間が短いツアーなどでは休憩時間内にトイレが終わらないからです。

家計の変化について

　罹患後（14カ月）の家計は支出が約333万円に対し、収入が365万5,000円でした。

　黒字のように思えますが、私自身の収入が減ったので実は200万円以上の赤字です。パート勤務の妻が、介助によって勤務時間が短くなり、世帯全体が減収になったのも予想外でした。

　脳卒中は突然倒れ、緊急入院になります。個人的には、生命保険以外

の方法で備えることはむずかしいと感じています。

　実際私が倒れた時期は2人の子どもの大学の後期授業料を支払ったばかりで預金に余裕がない状況でした。ところが翌月までに当月分の医療費自己負担（3割で約100万円）を支払うよう請求書が届いたのです。高額療養費制度と加入していた医療保険がなければ破綻していたでしょう。

　大学病院に入院していた頃、妻が介助に来るためには交通費が1日当り2,140円かかりました。

　私には食事がありますが、妻は自分の食事をコンビニで買ってから病室に来る。これが毎日。妻が介助から帰宅するのは21時頃。だから夕飯はつくれない。そのため同居の息子は外食またはコンビニ弁当を購入。これらの支出が地味に痛いものでした。

　罹患してから間もなく4年経ちますが、その間も2週間ごとにリハビリのための通院が続いています。3カ月ごとのMRI検査もあります。これらの通院治療費は今後も一生涯続くのです。

　運転に伴う支出も大きいと感じています。交通量が多い道路の運転を医師から禁止されているため、罹患前には不要だったバス代、タクシー代が増えました。運転能力に自信がなくなったので、衝突防止機能が付いた新車も急きょ購入しました。

　脳卒中はリハビリ入院が必要な分、入院期間が長くなります。長期入院しても給付金が下りるタイプの医療保障がないと困ります。私はたまたま730日型の医療保険だったので安心でした。

　保険会社によって給付内容はかなり異なります。私の場合4回手術をしましたが、A社は4回とも給付金が支払われたものの、B社は前回給付されてから60日以上空いていない手術には給付されませんでした。再発の可能性がある三大疾病の治療にとって、この差は大きいと感じました。

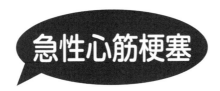

急性心筋梗塞

CASE 1

突然、急性心筋梗塞を発症した50代男性会社員

仕事の後の酒席で胸の痛みが発生するも我慢し、帰宅後に痛みに耐えきれず蹲踞した後、救急車を呼び病院に搬送されました。幸運にも助かりましたが、あと1分でも搬送が遅れていたら命を落としていたかもしれません。

● プロフィール ●

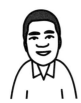

鬼頭哲也さん（51歳（当時）　急性心筋梗塞
【家族構成】妻（51歳（当時）パート勤務）、
　　　　　　長女（23歳（当時）会社員）
【職　　業】会社員（保険会社）
【社会保険】厚生年金保険、健康保険（組合健保）
【生命保険の加入】免責4日タイプ

● 発症から職場復帰まで ●

2017年5月19日（金）	急性心筋梗塞発症
5月20日（土）未明	救急搬送→即、カテーテル治療
5月20日（土）〜21日（日）	ICU（集中治療管理室）で療養
5月22日（月）〜26日（金）	一般病室へ移動（6人部屋）
5月27日（土）〜29日（月）	病室外へ移動可（ほかの階へ移動禁止）
5月30日（火）〜31日（水）	ほかの階へ移動可（病院から外出禁止）
6月1日（木）	退院
6月1日（木）〜30日（金）	自宅療養（産業医からの指示）
7月3日（月）	職場復帰

※入院日数：13日間　自宅療養期間：1カ月

●帰宅後、強い胸の痛みで動けなくなる

　2017年5月中旬、金曜日の夜ということもあって、会社の仲間と飲みに行っていました。飲み会中の20時頃から胸の痛みを感じ始め、その痛みは周期的に、そして徐々に激しくなっていきました。

　思い返すと、その頃にはもう心筋梗塞を発症していたと思います。しかし、心筋梗塞などは「突然激しい痛みに襲われるのだろう」と思い込んでいたことから、まさか自分がそうだとは思いもしませんでした。

　帰宅後も強い胸の痛みが継続していましたが、救急車を呼ぶことを躊躇している間に、自力で電話ができない状態になりました。妻も救急車を呼ぶことをためらっていたようですが、苦しむ私のようすをみて、救急車を呼んでくれました。痛みが始まって約4時間後でした。

　救急車を呼びましたが、近くの救急車が出動中だったため、消防車（ポンプ車）が先に到着し初期対応を行いました。後着した救急車で病院に着いたのは、日付も変わる頃でした。

●家族が「最悪の事態も想定しておいてください」といわれる

　救急病院に到着し、まずは結婚指輪を外されました。治療の邪魔になるからのようです。治療室に入室し、付添いの妻とはここでいったんお別れとなりました。後ほど妻から聞いたのですが、医師から「最悪の事態も想定しておいてください」といわれたそうです。

　治療室に入室後、カテーテル治療が始まりました。局部麻酔のため、医師と会話をしながらの治療でした。1時間ほどでカテーテル治療は終了し、終了と同時に胸痛も大幅に緩和していることを感じました。

　治療が終わると、ICU（集中治療室）に移動し、ようやく妻との再会です。ICUでの療養は2日間でした。その後一般病棟の6人部屋へ移り、そこでしばらく療養することに。本当は個室が良かったのですが、この時点で

は入院期間がわからず、費用負担からためらってしまいました。6人部屋になったため、ベッドの周りの空気をきれいにしようと除菌スプレーを頻繁に使用していたところ、隣の方から苦情が入るということもありました。

すぐには自由に歩けず、病室の外へ出る許可が出たのは入院してから7日後、ほかの階への移動が許可されたのがさらに2日後です。入院してから13日後に無事退院。会計の際、クレジットカードの限度額をオーバーする金額だったため、クレジットカードが使えず焦りました。たまたま持ち合わせていた他のクレジットカードで支払いましたが、前日までにおよその金額を確認しておけば良かったなというのが反省点です。

1カ月後には職場へ復帰。職場への復帰後も、通院は続いています。

● 治療にかかった費用 ●

〈自己負担額3割、限度額認定証提示なし〉

❶発症時病院等への支払い…約60万円

・救急搬送の費用…1,800円
夜間休日救急搬送医学管理料として6,000円（3割負担後1,800円）がかかりました。夜間や休日に救急搬送された場合に生じる費用。救急車は無料ですが、夜間や休日は、救急病院に対して救急患者受入費用を支払う仕組み。

・初診料2,820円（3割負担後846円）

・深夜加算4,800円（3割負担後1,440円）

・手術費用…30万2,940円
カテーテル治療（経皮的冠動脈ステント留置術）：100万9,800円（3割負担後30万2,940円）

・ICU（集中治療室）の費用…約4万5,000円
特定集中治療室管理料（7日以内）7万5,790円×2日（3割負担後4万5,474円）

・リハビリ料7万円やDPC包括料金[3]などを加えて総額約200万円（3割負担後約60万円）

3　**DPC包括**：手術や処置などの診療行為の有無に応じて、厚生労働省が定めた点数に基づいた包括部分（投薬、検査、入院基本料など）と出来高評価部分（心臓カテーテル、リハビリ等）を組み合わせて医療費を計算する会計方法。Diagnosis Procedure Combinationの略。

❷退院後にかかった費用…約45万円
- 毎月の通院費・薬代…約1万円／月×39カ月（2017年6月〜2019年9月）＝約39万円
- 検査入院…6万円

● 保険の給付金など還付を受けた金額 ●

- 高額療養費…50万2,570円
  8万100円＋（200万円−26万7,000円）×1％＝50万2,570円
- 民間保険の給付金…19万円
  - 入院13日間：1万円×（13−4）日＝9万円　※保険は免責4日タイプ
  - 手術（経皮的冠動脈ステント留置術）：1万円×10＝10万円

支出（医療費など）		収入（給付金など）	
①発症時の病院への支払い	約60万円	①高額療養費の還付	約50万2,000円
②退院後にかかった費用※	約45万円	②民間保険の給付金	約19万円
計　約105万円		計　約69万2,000円	

※内、通院費用は一生支払う費用。

● 主なライフイベントとライフプラン ●

2012年	46歳 ●	住宅購入（住宅ローン）
2017年4月	51歳 ●	長女独立
5月	51歳 ●	発症
	●	毎月の通院開始… **1**
2018年	52歳 ●	1年後の検査入院… **2**
2019年	53歳 ●	転院… **3**

● 発症後の生活の変化について ●

1 毎月の通院

退院後は、再発予防のために月 1 回の通院が続いています。血液検査、心臓エコー検査、診察を受けます。毎月、約 1 万円の医療費が発生し、通院日は仕事を休みます。私の病院の場合、急性期病院のため、主治医の通院診療日は毎週水曜日と決まっており、通院日は会社を休まざるをえません。この通院は一生続く予定です。主治医から投薬、禁煙を続け健全な生活を送っていれば80代まで生きることができるといわれています。

この先の医療費は、自己負担分で年間12万円、30年間で360万円です。

2 1 年後の検査入院

通院から 1 年後、検査入院をしました。 1 年経過を目安に、再度カテーテルを入れます。血管内に留置したステントという網状の金属が 1 年経過後に再度狭窄するリスクが高まるからです。

カテーテルを入れるためには 2 泊 3 日の入院が伴います。

費用は約20万円（自己負担額は 6 万円）です。

3 転院

急性期病院での通院は 2 年が目安のようです。主治医の担当患者が増えるため、紹介状を書いてもらい、自宅から通院可能な、かかりつけ医へ転院することになりました。

その他

発症時、長女は就職していたので、教育費の問題は発生していません。ただし、住宅ローンの団体信用生命保険は三大疾病保障付きではなく、今後も支払いは続きます。

> **FPアドバイス**
>
> 子どもの教育費負担はないものの、住宅ローン返済や年代的に老後資金の準備も欠かせません。早いうちから計画的に積立などを始めましょう。

発作性上室性頻脈症

CASE 2

搬送された 3 カ月後に病名がわかり手術をした50代男性会社員

「発作性上室性頻脈症」とは、突然、心拍数が規則正しいリズムで150～200拍／分程度に上昇し、数分後、もとに戻る不整脈の一種です。

● プロフィール ●

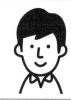

柳慎一さん（仮名）（52歳）発作性上室性頻脈症
【家族構成】配偶者（妻）、長女、次女
【職　　業】会社員（金融）
【社会保険】厚生年金保険、健康保険（組合健保）
【生命保険の加入の有無】医療特約付終身保険　入院日額 2 万円

● 発症から現在までの状況 ●

2013年 9 月 6 日	7 ：00頃、出張先のホテルで朝食中に突然、頻脈（200拍／分間程度）と嘔吐を起こす。徐々に治まり、通常業務に就く
2015年 6 月17日	21：00頃、夕食会合（飲酒あり）から帰宅中、頻脈（200拍／分間程度）が続き帰宅後も治まらず、苦しさを感じたため119に電話する。消防車にて総合病院へ搬送される。病院到着が23：00頃となり、それまでに頻脈は段階的に落ち着く
6 月18日	2 ：00頃、タクシーにて帰宅
6 月29日	総合病院にて検査し、「特段の異常なし」といわれる
9 月11日	大学病院にて数種の検査を経て「発作性上室性頻脈症」と診断確定
9 月28日	検査通院
10月 5 日	検査通院
10月28日	検査通院
12月 2 日	大学病院へ入院
12月 3 日	手術
12月 4 日	退院（入院日数 3 日）

発症時から退院までのようす

■ 出張先で頻脈を起こす

　おかしいと思い始めたのは2013年9月のことです。この日は出張先のホテルに宿泊し、朝7時からホテルで朝食をとっていたところ、突然、動悸が激しくなり、脈が速くなっていると感じたのです。そして、急に気持ちが悪くなり、嘔吐しました。「どうしたのだろう、おかしいな」と思ったのですが、症状が徐々に治まっていったため、この日はいつもどおり仕事をしました。

■ 会合の帰宅中に再び頻脈を起こし救急搬送

　2年後の2015年6月中旬、ついに頻脈で病院へ運ばれました。この日は取引先の方と食事をし、お酒も飲んだのですが、その会合の帰宅中に頻脈が起きました。21時頃だったと思います。

　自宅へ帰った後も頻脈は続き、治まる気配がありません。苦しさも感じたため、これは本当に危ないのではないかと思い、119番へ電話をかけて救急車を呼びました。

　マンションに住んでいたためか、救急車ではなく消防車が到着。この消防車に乗せられ、病院へ搬送されました。しかし、ここで搬送先の病院が見つからないということが起きたのです。救急隊の方が近隣病院を一生懸命探してくれますが、受け入れてくれる病院はなかなか見つかりません。さらに道路が混雑しており、なんとか受入れ可能な救急病院が見つかって、病院に到着したときには23時を回っていました。

　この運ばれている間に頻脈は段階的に落ち着いていきました。日が変わって午前2時頃、タクシーで帰宅しました。

■ 総合病院で検査、異常なしと診断

　救急搬送されてからおよそ10日後、総合病院で精密検査を行いました。

レントゲンをとり、採血をし、そしてトレッドミル検査を実施しました。ト レッドミル検査とは、動きながら血圧や心電図をとる検査です。胸に心電図 の機械、腕に血圧計をつけ、ランニングマシンのような機械の上で歩きなが ら心電図と血圧をみます。これらの検査による結果は、「特段の異状なし」 というものでした。

■ 大学病院で病名が判明、手術へ ・・・・・・・・・・・・・・・・・

　およそ３カ月後、大学病院を受診することにしました。まだ娘は幼く、 家族のことを考えると、やはりしっかり調べておかなければと思ったからで す。大学病院では、さらにいろいろな検査を受けました。これら数種の検査 を経て、「発作性上室性頻脈症」と診断されました。

　カテーテル治療を行い、成功すれば頻拍発作は起きなくなるということ だったので、12月に手術を行うことになりました。手術の前に３回ほど検 査のために病院へ通いました。12月上旬に入院し、手術。３日間の入院で 無事退院しました。

● 治療や検査にかかった費用 ●

〈自己負担分３割、限度額適用認定証提示なし〉

❶救急搬送の費用…約6,000円

❷入院（手術含む）にかかった費用…約50万円

　・入院手術等：39万2,390円

　・食事療養費：1,300円

　・個室使用料：9万6,000円（1日：3万2,000円×3日間）

　＊入院期間：2泊3日、うち手術日1日

　このときの医療費総額は、130万7,960円（自己負担分３割：39万2,390円）

❸退院後の通院にかかっている費用…約9万3,000円

　・3カ月に1度通院し、血液検査と診察。

　・コレステロールをコントロールする薬を処方されています。

　約6,200円×15回＊＝9万3,000円

　＊3カ月に1回、2016年1月〜2019年9月までで計算

● 保険の給付金など還付を受けた金額 ●

①高額療養費：約30万円
- 限度額認定証を用意していなかったため、自己負担限度額を超える分が後日払い戻されました。
- 所得区分「ウ」として自己負担限度額は下記のとおり。
  8万100円＋（総医療費130万7,960円－26万7,000円）×1％
  ＝8万100円＋（1万409.6円→）1万410円
  ＝9万510円
- 高額療養費として払い戻された金額は下記のとおり。
  39万2,390円－9万510円＝30万1,880円

②民間保険の給付金：20万円
- 加入していた民間保険は「医療特約付終身保険」。医療特約部分の手術給付金が給付されました。
- 今回のカテーテル治療は「ファイバースコープまたは血管・バスケットカテーテルによる脳・喉頭・胸・腹部臓器手術」として対象手術に該当（倍率10倍）。
- 手術給付金10倍→入院日額2万円×10倍＝20万円

FPアドバイス

手術給付金は治療を目的としたもので、定められた対象手術のみが給付対象となるため、この手術が対象かどうかを確認すること。金額を決める倍率も商品等によって異なるため、あわせて確認しておきましょう。

支出（医療費など）		収入（給付金など）	
①救急搬送の費用	約6,000円	①高額療養費	約30万円
②入院・手術の費用	約50万円	②民間保険の給付金	20万円
③通院費	約9万3,000円		
計	約59万9,000円	計	約50万円

主なライフイベントとライフプラン

2015年	**52**歳	●	**発症**
2016年	**53**歳	●	**通院開始（継続中）…** 1
		●	次女小学校卒業、中学進学
		●	**ジム通いスタート…** 2
		●	**断酒の決意…** 3
2017年	**54**歳	●	長女高校卒業、大学入学

現在

2020年	**57**歳	●	長女大学卒業予定
2023年	**60**歳	●	定年退職予定

罹患後の生活の変化について

1 通院開始 ・・・・・・・・・・・・・・・・・・・・・・・・・・・・・・

　3カ月に一度、通院して血液検査や医師の診察を受けます。その際、コレステロール値をコントロールするための薬を処方してもらっています。薬は毎日服用が必要です。

2 週2〜3回のジム通いをスタート

中性脂肪値が高いと医師から指摘を受けました。また、何らかの心疾患で入院手術をすることは避けたいですし、自分や家族のためにできることはしていこうと考えています。

中性脂肪値を改善させるには、まず運動が必要だと考え、スポーツジムに入会しました。仕事で出張が多いため、毎日通うことはむずかしいのですが、週2〜3回、それぞれ90分程度の有酸素運動を続けています。動脈硬化防止にもなればと思っています。

3 断酒の決意

お酒を飲むことは好きなほうでした。しかし、手術は成功したものの、最も重度な頻脈が起きたのは飲酒をした時だったということがずっと頭に残っています。また、飲酒がきっかけで起きる可能性も否定できないことから、お酒をやめると決めました。お酒を飲まなくても、家族と一緒なら楽しい食事の時間が過ごせるので、断酒は続けられています。

家族のためにも健康について考えるように

病院へ運ばれ手術をすることになった2015年は、次女がまだ小学生でした。長女は高校生で、これから大学へ進学しようとしていた時です。終身保険に加入し、住宅ローンもありませんでしたが、娘2人の教育費はこれからかかります。それに、当然これからも娘たちの成長を見守れるものだと思っていましたから、心疾患がわかって、自分の健康について本気で考えるようになり、手術後は生活を変えようと気持ちを入れ替えました。

応　用　編

第 **7** 章

FPとしての
強みとスキルを生かす

FPかつがん経験者としての患者支援活動

筆者は、2009年12月に乳がん告知を受けました。その後、2011年３月に認定NPO法人キャンサーネットジャパン（CNJ）の**乳がん体験者コーディネーター**（以下、BEC）資格を取得。FPかつ乳がんサバイバーとして、がん患者やそのご家族をサポートする活動を行っています。

BECは、2007年からスタートした認定制度で、一定の養成講座を受講し、修了試験に合格すれば認定が受けられます。主な対象者は、治療を終了した乳がん体験者または乳がん患者をもつ成人家族です。

BECの目的は、乳がん患者が直面する問題を、解決あるいは解決に導く既存の信頼性の高い情報にアクセスし、提供できる能力を習得するというもの。いわば、乳がんの医療情報に特化して、体系的知識をもった意識の高いコーディネーターを育成することにあります。

認定後も継続的に研修を受講して、一定の単位を取得する必要はありますが、カウンセリングスキルが身につくものでも、患者支援の専門家として即戦力となれるものでもありません。ただ、自分自身が治療中だっただけに、エビデンスのある医療情報を得ることの重要性を実感できました。

その後、同NPO法人のアドバイザリーボード（外部評価委員会）メンバーに就任。現在、250名以上の認定を受けた仲間（ピア）が、さまざまな活動を全国で行っており、彼らとのネットワークも大きな財産となっています。

2014年には、がん患者の社会経済的問題への支援を行うNPO法人**がんと暮らしを考える会**（後述）に参加。2015年７月からは、聖路加国際病院のがん経験者向けプロジェクト「**おさいふリング**」（後述）のファシリテーターを務めるなど、他の専門職や医療機関などと連携した患者支援へと活動の幅も広がりつつあります。

FPは患者やご家族が抱える困りごとに対する"道先案内人"

　ではFPとして、三大疾病などの病気に罹患した患者やそのご家族に対してどのような支援ができるでしょうか？

　次の図表は、「がん」に罹患した場合の困りと備えの関連図です（図表7‐1参照）。

■図表7‐1　「がん」の困りと備えの関連図

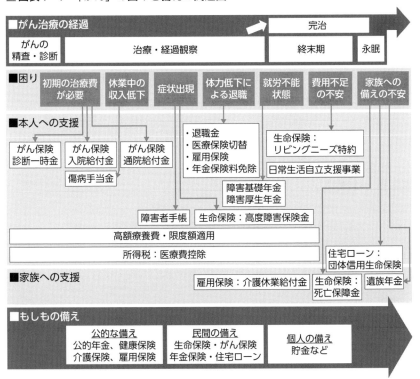

（出所）　賢見卓也「「リビングニーズ特約」利用からみたがんの諸制度の活用―特に在宅緩和ケアに関して―」緩和ケア Vol. 23 No. 5 372頁（2013年、青海社）

これはがんに関する一例ですが、どのような病気にかかったかによって困りごとや悩みは異なります。また、同一人であっても、時間の経過とともに、それらは変化してくるものです。

　しかし、どのような困りごとであれ、ベースとなるのは国からの「**公的保障**」です。そして勤務先からの「**企業保障**」、さらに個々人の預貯金や民間保険などの「**自助努力**」の３つの柱で備えるという基本スタンスは変わりません。

　FPは、患者やご家族が、現在、これらの困りごとのどこに位置しているのか、全体像を俯瞰するようなイメージでとらえ、ちょっと先の足元を照らす"**道先案内人**"のような役目を担っているとお考えください。

　仕事と治療の両立については、国もがんや脳卒中など、長期療養が必要な疾病と就労に対する支援や施策に注力しています。

　働き方改革実行計画の策定[1]、厚生労働省の「**事業場における治療と仕事の両立支援のためのガイドライン**[2]」の策定、第13次労働災害防止計画の策定[3]、平成30年度診療報酬改定[4]など、関係する各機関では体制整備が進められています。

　とはいえ、いくら枠組みができても、利用する側の認知されていないのでは意味がありません。両立支援に関する調査[5]によると、労働者の約７割、経営者の約５割が国の両立支援の取組みを「聞いたことがない」と回答し

1　首相官邸「働き方改革実行計画（概要）」平成29年３月28日働き方改革実現会議決定
　　https://www.kantei.go.jp/jp/headline/pdf/20170328/05.pdf
2　2016年２月公表。事業場において、がん、脳卒中などの疾病を抱える労働者に対して、適切な就業上の措置や治療に対する配慮を行い、治療と職業生活が両立できるようにするため、事業場における取組みなどをまとめたもの
3　厚生労働省「第13次労働災害防止計画（2018年度〜2022年度）」
　　https://www.mhlw.go.jp/content/11200000/000341163.pdf
4　両立支援に向けた主治医と産業医の連携に対して、医療機関への診療報酬として半年に一度1,000点、相談体制充実加算500点が認められるなど、医療機関が患者の就労支援を行うインセンティブともなる「療養・就労両立支援指導料」が創設
5　須賀万智、山内貴史、和田耕治、柳澤裕之「治療と仕事の両立支援の現状と課題〜労働者と経営者に対するアンケート調査」産業衛生学雑誌61巻２号59〜68頁（2019年）

ています。前掲のガイドライン公表から 3 年が経過しているにもかかわらず、**治療しながら働き続けるという考え方がまだ浸透していない**ということは大きな問題です。

FPが病気を抱える患者やご家族にできることとは？

FPとしては、患者の状況に応じて、次のような支援・アドバイスを行うことができます（図表 7 - 2 参照）。

それぞれの分野において、FPとして常にスキルのブラッシュアップや最新情報のアップデートは欠かせません。

また、筆者の私見ですが、「どのような支援ができるか？」だけでなく、「どこで支援を行うか？」という相談の場も重要だと考えています。その点では、医療機関内で医療者とともに行う相談会などは効果的です。患者にとってタイムリーな情報が得られる可能性が高いからです。

■ **図表 7 - 2　FPができる患者支援**

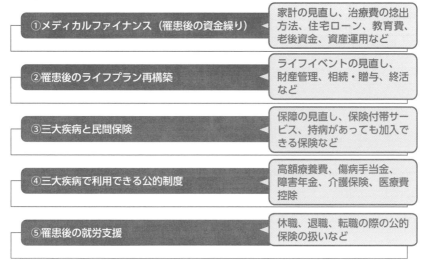

①メディカルファイナンス（罹患後の資金繰り）	家計の見直し、治療費の捻出方法、住宅ローン、教育費、老後資金、資産運用など
②罹患後のライフプラン再構築	ライフイベントの見直し、財産管理、相続・贈与、終活など
③三大疾病と民間保険	保障の見直し、保険付帯サービス、持病があっても加入できる保険など
④三大疾病で利用できる公的制度	高額療養費、傷病手当金、障害年金、介護保険、医療費控除
⑤罹患後の就労支援	休職、退職、転職の際の公的保険の扱いなど

とりわけ三大疾病経験者への支援は、患者からの病気や治療に関する情報提供や医療者との連携が欠かせません。

　彼らは、中長期で治療や検査などが継続するケースがほとんどであり、罹患後の生活やライフプランを考えるうえで、**患者本人の体調や病状、今後の治療スケジュールや見通しが重要**だからです。

　また、医療機関内でFP相談を行うことで、何より、患者やそのご家族が**安心して相談を受けられる**と感じています。

■図表 7 - 3　社労士・FP・医療機関との親和性

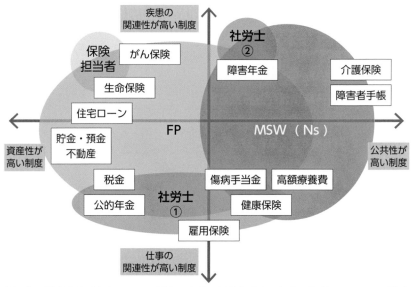

（出所）　賢見卓也「患者さんから制度や家計の相談を受けるとき：院外のリソース（特集 お金と仕事 リアルな支援：お金と仕事に関する制度：さまざまな場面での就労支援；Q&A）」緩和ケア Vol. 29 No. 1 56頁（2019年、青海社）

医療機関で行うFP相談と多職種との連携

　ただ、患者やそのご家族の支援については、医療機関内にもさまざまな職種の専門家がいます。**それぞれの得意分野を知り、相互に連携を取ることも大切です**（図表 7 - 3 参照）。

　特に、FPとの関連性が高いのは、**社会経済的な相談に応じるメディカルソーシャルワーカー（MSW）**です。その多くが社会福祉士という国家資格をもつ専門家で、医療費や生活費などの相談に応じ、退院・転院援助、退院後の生活支援・社会復帰支援など、医療機関における患者やご家族が抱える悩みや問題を発見し、問題の解決を図るために医療機関や関連機関との連携や調整を行います（医療費の支払方法の相談や交渉は医療事務の担当であることが多い）。

　医療費の相談に対しては、「高額療養費」や「傷病手当金」、「生活保護」など**公共性の高い情報**を取り扱うことが多く、患者やご家族が保有する**資産性の高い情報**（不動産、預貯金、民間保険など）や**家計の見直し**などに関するアドバイスはほとんど行われません。

　そして、2013年度から全国にあるがん診療連携拠点病院のがん相談支援センターで、社会保険労務士と連携して就労相談会などを実施する取組みが行われています。

　社会保険労務士は、障害年金・健康保険などの社会保険や労働関係、企業内の制度などの専門家で、FPのなかにもダブル資格で活動している方もたくさんいらっしゃいます。

　前掲図表 7 - 2 のFPができる患者支援のうち、①②③は、MSWや社会保険労務士等の他資格ではカバーしきれない範囲です。

　医療機関において、FPがこれらの支援の専門家に加わることによって、これまでケアされなかった問題解決が図れると考えています。

エビデンスのある医療情報の提供もFPの役割の1つ

　さまざまなデータを扱うことに長けているFPは、医療情報の提供もニーズが高い患者支援の1つです。

　最近は、患者の多くが、自分の病気や治療法についてインターネット（以下、ネット）で情報を収集するようになりました。

　ネットは手軽にさまざまな情報を集められるメリットがある一方、怪しげなエビデンスの乏しい医療情報も少なくありません。

　患者に情報を使いこなす力（情報リテラシー）についてアドバイスしたいのが、**「情報の見極め方」**と**「情報との向き合い方」**の2つです。

　前者は、自分にとって正確な医療情報にたどり着くための方法です。何をチェックすべきか共通するポイントがあります。

　具体的には、だれが（作成者・著作者）、どのような目的で（目的）、いつ（最終更新日）、何を根拠（情報元・引用文献）に発信しているかで総合的に判断します。

　後者は、個々人によって千差万別です。たとえば、「○○の治療法で、予後が50％向上する」という情報があった場合、この50％をどのように感じるかは受取側次第でしょう。

　患者を取り巻く環境や価値観など、さまざまな要素を勘案しながら1人ひとりが自分の状況に照らし合わせて考えます。

　FPとしては、信頼のおける医療情報とは何か、どこから入手すべきか、もし個人で判断できなければ、医療者に相談して、くれぐれも、ネットだけで最終判断をしてしまわないようにアドバイスすることが肝心です。

患者やご家族への支援におけるFPの強み

　これらをふまえて、FPが他の職種に対する強みとして、主に以下の3つ

があげられます。

①幅広い分野の知識を広く浅く習得しているため、お金に関することであれば、**横断的かつ包括的なアドバイスができる**

②キャッシュフロー分析などによって、現在抱えている問題だけでなく、**将来起こりうるような問題も予測できる**

③必要に応じて、**他の専門家にリファーできる"橋渡し役"も担っている**（図表 7 - 4 参照）

いずれも大きな強みですが、③のように、まずFPが相談内容を聞き取ったうえで、弁護士や税理士、社会保険労務士など、他の専門家のアドバイスが必要になれば、彼らにつなぐという"交通整理"の役割が果たせるのは大きな特徴です。

病気になると「どのような検査・治療を選択するか」「復職あるいは退職するか」「罹患後のライフイベントをどう見直すか」など、常に選択を迫られ、その判断にはお金の問題が絡んできます。それだけに、さまざまな場面でFPのアドバイスは欠かせません。

幅広い分野の知識をもつゼネラリストであると同時にスペシャリストでもあるFPだからこそ、包括的かつ網羅的に、患者やそのご家族の社会経済的問題に対する支援が行えるはずだと確信しています。

■ **図表 7 - 4　FPは患者と専門家の「橋渡し役」**

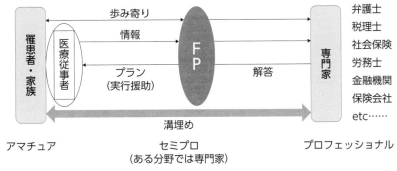

「がんと暮らしを考える会」の相談事例から

　続いて、医療機関におけるFP相談の内容をご紹介しましょう。

　まず、三大疾病のうちがんの患者に関するご相談についてです。

　筆者も会員の1人である、前掲のNPO法人「がんと暮らしを考える会」では、2013年から順天堂大学医学部附属浦安病院（千葉県）にて、がん患者のお金と仕事に関する個別相談事業を開始。FPと社会保険労務士、医療者が一緒になって定期的に相談会を実施しています。

　2014年には兵庫医科大学病院（兵庫県）、2015年には埼玉県立がんセンター（埼玉県）など、徐々に実施施設を広げ、石川県がん安心生活サポートハウスはなうめ（石川県）との姉妹活動も含めて、2019年現在、全国10医療施設で活動を継続中です。

　以下のデータは、2017年4月から2018年3月までの6施設で行われた相談事例の集計です（全相談件数70件うち2回の相談は6件）。相談者の年代は、**50代（38％）が最も多く**、次いで40代（33％）、60代（16％）、70代（8％）です。がんの種類別には、肺がん（16％）、乳がん（13％）、大腸がん（13％）、膵がん（10％）、胃がん（8％）と続きます。

　経済的な問題について、全体としては、**傷病手当金**（43％）、**障害年金**（34％）、**高額療養費・付加給付**（25％）、**住宅ローン**（22％）に関するものが上位を占めています（図表7-5参照）。

　年代別な特徴は、以下のとおりです。

・40代は、肺がん・乳がん患者が多く、特に女性の相談者が6割以上。相談内容は、傷病手当金（50％）に次いで住宅ローン（38％）と障害年金（31％）が多い。

・50代は、乳がん、膵がん、肺がん、大腸がんの順で、男性の相談者が6割以上、障害年金（50％）が傷病手当金（47％）より多い。

・60代は、肺がん、大腸がん、咽頭がんがほぼ同じ。男性の相談者6割

■ 図表 7 - 5　相談事例集計（2017年 4 月2018年 3 月）

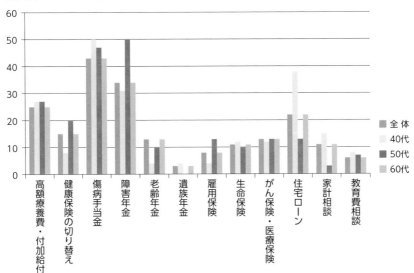

（出所）　第 4 回がんと暮らしの相談事業全国フォーラム2019東京「相談事例集計結果の報
　　　　告」

　以上。おおむね全体と同じ相談内容の順になっている。

　一方、就労に関する相談について、全体としては、**退職**（33％）に関する
ものが最も多く、次いで、復職（29％）、休み方に関するもの（18％）、職
場とのコミュニケーションに関するもの（15％）となっています。

　同NPO法人では、2013年11月〜2015年11月でも相談事例の内容を集
計しており、今回の結果と比較すると、**男性の相談者が増えている**こと。前
回に引き続き、60代では、40代と同様に**住宅ローンに関する相談が多い**こ
とが特徴といえます。

　60代は退職に関する相談が多いことなどから、住宅ローン返済に困窮
し、退職後の経済的な支えを考慮して退職すべきか否かためらう患者が少な
くないことがうかがえる結果です。

日本FP協会が実施する「金融コンシェルジュ」の状況

　がんも含めた幅広い疾病罹患者を対象にした、医療施設等におけるFP相談の取組みは、日本FP協会でも行っています。

　同協会では、金融庁・官民ラウンドテーブル作業部会「高齢化社会と金融サービス」報告書に基づき、医療・介護サービス利用者が抱えるお金の悩みについて中立的な立場から相談に乗るため、CFP®・AFP認定者を医療施設や介護施設に派遣する「**金融コンシェルジュ**」のパイロット開催を2013年5月から実施しています。

　パイロット開催とは、将来的に派遣する相談員の報酬を受入先施設等でご負担いただくことを想定し、パイロット期間（6カ月から1年程度）については、試行期間として、同協会が負担するものです。

　おおむね月2回程度の相談日を設け、1日3組（1回90分）の事前予約制で、相談員2名を同協会が派遣し、無料相談を実施します。

　これまで定期的な相談の実施施設は、河北総合病院（東京都）、永生病院（東京都）、日生病院（大阪府）、ヒルデモアたまプラーザビレッジ（神奈川県）、ヒルデモア世田谷岡本（東京都）、フレッククリニック（高知県）、ケアパートナー防府（山口県）、コープここハウス湯田（山口県）などです（このほか、単発でセミナーなど実施施設あり）。

　2019年9月現在は、前橋協立病院（群馬県）と新潟脳外科病院（新潟県）の2施設で実施中です。

　2013年から約4年間の相談は、以下のとおりです（図表7-6参照）。

　実施先が医療施設か介護施設かなどで相談内容は変わりますが、医療費負担についてだけでなく、**保険の加入や見直し**（14%）、**相続・贈与**（12%）、**介護施設入居資金**（11%）、**リタイアメントプラン**（11%）など相談内容は多岐にわたっています。

　また、そもそも金融コンシェルジュ発足の経緯から、対象の中心となるのは高齢者層と想定されていました。しかし、実際には、何らかの持病を抱え

■図表 7 - 6　金融コンシェルジュの主な相談内容

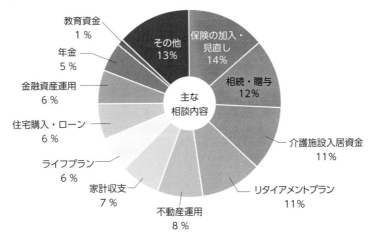

※2013〜2016年のデータ
（出所）　日本FP協会「医療・介護関係者の皆様へ　金融コンシェルジュ　パイロット
　　　　開催実施病院等の募集」

ている現役世代の方々も、就労問題など将来の生活設計に対して不安を抱え
ており、潜在的な相談ニーズは高いとみられます。

患者の 6 割超が有料でもFP相談を受けたいと希望

　これらの取組みは、三大疾病だけでなく、何らかの疾病を抱えた患者やご
家族にとって、FP相談が受けられる場の提供の 1 つです。

　ただし、彼らがFPにお金のことを気軽に相談できるという状況にはまだ
まだほど遠く、さらに多くのFPが相談の場を広げる必要があります。しか
し、そのためには、医療機関との連携や患者への相談業務がFPビジネスと
して成立するかどうかも重要です。

　前掲の 2 つの団体が実施している相談会は、基本的に相談を受ける患者
等に費用負担は発生せず、無料です。

では、患者は有料でもFP相談を受けたいのでしょうか？

筆者がファシリテーターを務めている聖路加国際病院の**「おさいふリング」**は、がんの治療とお金について、患者と医療者、FP、社会保険労務士などの専門家が情報を共有し、問題を解決するグループプログラムです（2カ月に1回実施、平日の夜間1時間半、合計2回のセッション）。

個人相談ではありませんが、がんの種類や進行度、治療の状況などが異なる患者同士が悩みや問題を共有することで、新しい「気づき」と「学び」が得られる効果があります。

また、患者共通の全体的な問題や解決法を知ることで、「自分の場合はどうしたら良いか？」など個別相談につながるケースも少なくありません。

おさいふリングも、FP等への報酬は医療機関側の負担になり、患者は無料で、個別相談を希望する場合のみ有料です。その点についても、医療機関と契約書を締結し、参加者へは医療者から事前に説明を行うなど、きちんとしたルールを設けています。

おさいふリングの参加者へのアンケート（図表7-7参照）では、医療機関内でのFPや社会保険労務士による個別相談を「受けたい」と回答した人が**9割**近くを占めています（「とても受けたい」20％＋「受けたい」67％）。

また、個別相談について、**有料でも希望する**かという質問に対しては、「希望しない」が約22％に対して、**「希望する」が約65％**（「希望する」約12％＋「金額によって希望する」約53％）となっており、その理由として、医療機関で行う相談が**「安心できる」「信頼できる」**をあげた人が多くいらっしゃいました。

また、**相談のタイミング**についても、**約6割が「いつでも受けたい」**と回答しています。実際、患者やご家族からも「もっと早くこの情報がほしかった」という声を多くいただきます。人生を左右しかねない情報があったとしても、すべて終わった後で知っても、後悔が深まるだけです。患者にとって、このタイミングが非常に重要であり、**いつでも必要な時期にシームレスな支援**を目指したいと考えています。

■図表 7 - 7　FP相談を受けたい時期

開催時期はいつが望ましいか

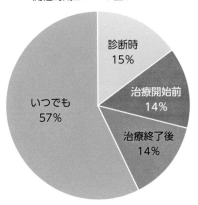

診断時
15%

治療開始前
14%

治療終了後
14%

いつでも
57%

（出所）「おさいふリング」アンケート結果

患者支援を行うために留意すべきポイント

最後に、FPが患者やご家族への支援を行ううえで、留意すべきポイントについて考えてみましょう。主に以下の5つがあげられます。

①重篤な疾患にかかわる情報についてスルーしない

相談者が三大疾病経験者などの場合、医学的知識に乏しいFPは、「触れないほうが良いのでは」「どのように対応すべきかわからない」など、病気の情報をスルーしてしまうケースもあるようです。

しかし、キャッシュフロー等を作成するにあたり、ご本人の病状や体調、治療スケジュールなどもふまえて、就労の継続や復職の見込みなどの検討は欠かせません。きちんと確認すべきことはお聞きしましょう。

ただ、病気に関してはセンシティブ情報の最たるもの。無理に話す必要はないことはお伝えします。また、FPは医療者ではありませんので、医療や治療のことを尋ねられて、違和感を覚えるご相談者もいます。その際は、なぜその質問をするのか、「意図性」を丁寧に説明し、病気に関する情報の提供が、より最適なアドバイスにつながることをご理解いただきます。

図表7-8は、筆者ががんに罹患した相談者にご記入いただくマネープランカルテの一部です。

通常のFP相談と共通項目もありますが、大きく異なるのは、「**罹患前後の就労の状況**」と「**病気・治療に関する情報**」との2つです。

疾患の状況もふまえながらアドバイスを行うことは、他のFPとの差別化や信頼関係の構築に役立ちます。

②普段使っている用語・言動を見直す

FPが多用している専門用語は、一般の方にとってわかりにくいことを意識しましょう。「ライフプラン」や「ライフイベント」などカタカナ用語は、特に高齢者にとって理解しづらいもの。「年収」と「可処分所得」の違いなどもむずかしいと感じる方が少なくありません。

　また、当然ながら、患者やご家族に対して、**差別的な用語や不快に感じる用語は使用しない**ことです。

　たとえば、「病気だから無理できませんよね」といった決めつけた態度や「お気の毒に」など見下したような言動、さもわかったような口調で「いろいろと大変なのでしょうね」等々。こちらが良かれと思って発した何気ない言葉を不快に感じる方もいます。

　つい「かわいそう」と同情してしまうのも理解できます。腫れ物に触るように接する必要はありませんが、お金の専門家という立場から、適切なアドバイスや情報を提供することが重要です。

③患者にとって話すこと・聞くことは体力・気力が必要

　ケースバイケースですが、健康な方に比べて、罹患者は、心身ともにパ

■**図表 7 - 8　マネープランカルテ（例）**

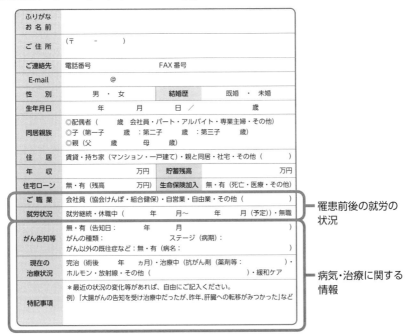

ふりがな お 名 前	
ご 住 所	(〒　　 -　　)
ご連絡先	電話番号　　　　　　　　　　　FAX 番号
E-mail	＠
性　　別	男　・　女　　　結婚歴　　　既婚　・　未婚
生年月日	年　　　　月　　　　日 /　　　　　歳
同居親族	◎配偶者（　　歳　会社員・パート・アルバイト・専業主婦・その他） ◎子（第一子　　歳　：第二子　　歳　：第三子　　歳） ◎親（父　　歳　母　　歳）
住　　居	賃貸・持ち家（マンション・一戸建て）・親と同居・社宅・その他（　　　　）
年　　収	万円　　貯蓄残高　　　　　　　　　　万円
住宅ローン	無・有（残高　　　　万円）　生命保険加入　無・有（死亡・医療・その他）
ご職業	会社員（協会けんぽ・組合健保）・自営業・自由業・その他（　　　　）
就労状況	就労継続・休職中（　　年　　月～　　年　　月（予定））・無職
がん告知等	無・有（告知日：　　年　　月　　　　　　　　　　） がんの種類：　　　　　　　　ステージ（病期）： がん以外の既往症など：無・有（病名：　　　　　　）
現在の 治療状況	完治（術後　　年　　ヵ月）・治療中（抗がん剤（薬剤等：　　）・ ホルモン・放射線・その他（　　　　　　　　）・緩和ケア
特記事項	＊最近の状況の変化等があれば、自由にご記入ください。 例）「大腸がんの告知を受け治療中だったが、昨年、肝臓への転移がみつかった」など

罹患前後の就労の状況

病気・治療に関する情報

ワーがダウンしている状態です。

　自分や家族のことを第三者に話したり、聞いたりすることは、通常でも体力や気力がいるものです。

　患者のなかには、病気に罹患している現実を受け入れられず、病名すら口にしたくないという方もいます。また、話の途中で取り乱したり、泣き出したりといったケースもあります。

　その際には、ご相談者が落ち着くまで可能な限り時間をとり、相手のペースにあわせてゆっくり丁寧な対応を心がけましょう。

　また、話すことにストレスを感じる患者がいる一方で、「自分の話を聞いてもらいたい」という方もいます。家族や身近な人がいても、病気やお金のことは話しにくいのでしょう。

　情報を一方的に伝えるだけでは、ご相談者の満足は得られません。「話し上手」よりも「**聴き上手**」「**聞き取り上手**」を心がけてください。

④**医療や治療方針に対して絶対に口出ししない**

　FPはお金の専門家であって、医療は専門外です。FPが患者やご家族と接するうえで、病気への理解や知識はあったほうが専門性や信頼度は高まりますが、必ずしも絶対条件ではないと考えています。

　それに、多少医療の知識があったとしても、患者の**治療方針への口出し**や**医療者の専門分野に抵触するようなアドバイスは禁物**です。

　患者やご家族のなかには、保険診療以外に補完代替医療や自由診療といった高額な治療を選択しておられる方もおり、それが家計を圧迫する最大の原因となっているケースもあります。

　しかし、それについてFPが是非を問うことは、ご相談者の過去をすべて否定することでもあります。ご相談者がその治療を選択するまでの葛藤や想いを汲み取り、もし相談のなかで、医学的なアドバイスを求められたら、主治医や医療者と相談する旨をお伝えしましょう。

⑤**どのようなときでも「自律支援」を心がける**

　医療現場では、患者に対して「自律支援」というキーワードがよく出てき

ます。

　FPが多用する一般的な「自立」は、他に依存しないで自力でやっていける状態のこと。それに対して「**自律**」とは、**自らの規範やルールをもち、それに基づいて評価・判断・行動できる状態**を表します。つまり、患者自身が自らを方向づけできる状態を指し、それを支援することが大切です。

　いつでも患者やご家族が自尊心を保てるよう、FPは、指導・教育するような立場でなく、そっと寄り添うようなイメージで接しましょう。

相談に必要なFPのスキルとは？

　具体的に、罹患者に対して、FPが相談時に必要なスキルとして次の５つがあげられます。

　①問題把握・判断力…相談者の本質的な悩み、問題がどこにあるか把握し、それを見極めて判断する

　②カウンセリング・ヒアリング力…相手の話を聴く（傾聴・受容）

　③情報収集・情報提供力…正しい情報を収集し、それを適切なタイミングと内容で提供する

　④表現力・提案力…情報やアドバイスが本質的なものも含めて、きちんと相手に伝わるように表現・提案する

　⑤関係調整力…必要に応じて他職種・他部署へリファー・連携できる。他の専門分野に抵触しない

　いずれも重要なスキルですが、筆者が、特に留意しているのは①です。

　患者の悩みや問題は時間の経過とともに変化していくものです。ただ、告知直後や末期の状態など、その時々で何を優先すべきか、整理したり選択したりといった作業が必要になります。その際、FPは、お金の悩みの裏に隠された、本当の辛さや不安を推し量る力量が問われます。

　また、多くの場合、相談時間は限られています。相談者の求めに応じるがまま対応していたのでは、本当に聞きたかったことが後回しになるおそれも

あります。相談者の真の相談したいことがどのくらい大きく、複雑で重いものか「体積」をはかり、そのうえで、時間内に説明・解決できるかを判断するスキルも求められます。

短期的には問題解決力、長期的には不安軽減力

FPができる患者支援は、経済的な問題解決によって患者やそのご家族の負担を軽減することです。そこで近年、筆者が感じる相談の傾向は次の3つです。

第1に、**個別性が高く、複雑かつ解決困難な事例が増えている**点。

その背景として、パート・アルバイトといった非正規雇用者や、精神疾患と生活習慣病など複数の疾患を抱えている方、1人っ子、おひとりさま、ひとり親家庭などが増加傾向にあり、周囲に頼れるマンパワーや活用できる社会的資源が乏しいケースが増えています。

第2に、**仕事と治療の両立に悩む事例が増えている**点。

国は、何らかの疾病を抱える患者に対する就労支援に注力し、さまざまな対策を講じています。最近では、外来で治療を受けながら仕事を継続することも可能になってきました。しかし、体調や治療と仕事をどう調整するか、どう職場の理解を得るかなど、多くの課題もあります。三大疾病に限らず、高齢になれば何らかの持病を抱えているものです。今後も、60歳の定年退職後にできるだけ長く働きたいと希望する方が増えてくれば、より何らかの疾患を抱えて就労するケースも増えてくるでしょう。

第3に、**罹患後の人生設計やライフプランに悩む方が増えている**点。

医療の進歩によって、三大疾病の生存率が延び、病気とともに生きる期間が長期化しています。病院に足繁く通院する間は、医療者に相談する機会もありますが、頻度が少なくなるにつれ、いまの悩みを相談できる場がないと感じる方も少なくありません。再発した場合は、そもそも情報が少なく、悩みや問題もケースバイケースであることがほとんどです。

　特に、医療費は公的制度や民間保険等でまかなえるが、収入が減った分を
どのようにまかなったら良いか、公的年金が受け取れるまでの間どのくらい
の収入で働けば良いかといったご相談も増えています。

　いずれにせよ、三大疾病経験者に対しては、FPが当たり前にご提案して
きた**長期のライフプランは通用しません。**

　罹患後は、短いスパンでの計画を立て、まずは目の前の問題をクリアにす
るなど短期的には**問題解決力**を。そして中長期的には、患者の不安を軽減で
きるよう**不安軽減力**を意識したアドバイスを心がけましょう。

三大疾病ライフプランニングハンドブック

2020年4月30日　第1刷発行

編著者	黒田	尚子
	川勝	弘之
	鬼頭	哲也
監修者	佐々木	光信
発行者	加藤	一浩

〒160-8520　東京都新宿区南元町19
発　行　所　一般社団法人 金融財政事情研究会
企画・制作・販売　株式会社きんざい
出　版　部　TEL 03(3355)2251　FAX 03(3357)7416
販売受付　TEL 03(3358)2891　FAX 03(3358)0037
URL https://www.kinzai.jp/

DTP・校正：株式会社アイシーエム／印刷：株式会社太平印刷社

ISBN978-4-322-13536-7